Woman-Life
她生活·至爱母婴

U0352594

至爱母婴

坐月子体质调养圣经

CONFINEMENT
CONSTITUTION BIBLE

◎ 邵玉芬　许鼓　戴彬 / 编著

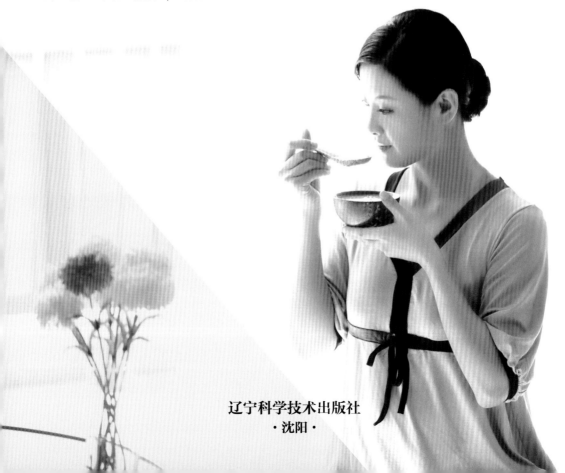

辽宁科学技术出版社
·沈阳·

图书在版编目（CIP）数据

坐月子体质调养圣经 / 邵玉芬，许鼓，戴彬编著 . — 沈阳：辽宁科学技术出版社，2017.3
ISBN 978-7-5381-9843-0

Ⅰ．①坐… Ⅱ．①邵… ②许… ③戴… Ⅲ．①产妇－营养卫生－基本知识 Ⅳ．①R153.1

中国版本图书馆 CIP 数据核字 (2016) 第 141165 号

策划制作：**深圳市金版文化**
总 策 划：朱凌琳
设计制作：闵智玺

出版发行：辽宁科学技术出版社
　　　　　（地址：沈阳市和平区十一纬路 29 号　　邮编：110003）
印 刷 者：辽宁一诺广告印务有限公司
经 销 者：各地新华书店
幅面尺寸：170mm×240mm
印　　张：20
字　　数：512 千字
出版时间：2017 年 3 月 第 1 版
印刷时间：2017 年 3 月 第 1 次印刷
责任编辑：郭　莹　邓文军
责任校对：合　力

书　　号：ISBN 978-7-5381-9843-0
定　　价：45.00 元

联系电话：024-23284376
邮购热线：024-23284502

版权所有　·　翻印必究

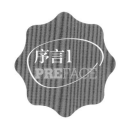

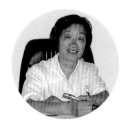

邵玉芬

上海医科大学营养医学研究中心主任
复旦大学公共卫生学院教授
国务院特殊津贴获得者
国内外孕期营养学泰斗

坐好月子调体质，把握女人第二次生命

如果说婚姻是女人第二次投胎，坐月子就是女人第二次发育。祖国传统医学认为，女人有三个改变体质的关键期：初潮期、月子期、更年期。月子期是女人改善体质最关键也是最有效的时期，坐好月子，女人身体会更好；坐不好月子，女人的身体会有各种不适。

中国女人坐月子可以追溯到西汉《礼记内则》，称之为"月内"，距今已有两千多年的历史，为产后必须的仪式性行为。现代医学认为，产后女性的生殖系统、内分泌系统、消化系统、循环系统、呼吸系统、泌尿系统、神经系统等都发生了重大变化，各个系统都需要调整和恢复；中医认为，产后女性的身体处在"血不足，气亦虚"的状态。因此，"坐月子"是协助产妇顺利度过人生生理和心理转折的关键时期。

具体地讲，就是女性在怀孕期间，母体提供许多养分给胎儿，到了分娩时失血伤津、流汗、子宫强烈收缩、气血大亏等，如果护理不当，遭遇风邪、寒凉，就容易影响身体的复元，体内原本就存在的一些毛病也容易伺机发作，如腰酸、过敏、头痛、筋骨酸痛等。而同时，怀孕生产时母体新陈代谢加快，如果把握住坐月子这个时机，采用合理的饮食和生活方式，对症治疗，则可改善以往存在的过敏、气喘、怕冷、黑斑、皱纹、溃疡、掉发、肢体酸痛、便秘、易疲劳等症状，甚至可以纠正肥胖或过瘦的体形。

另一方面，产前母体的各个系统都会发生一系列的适应性变化：子宫肌细胞肥大、增殖、变长，心脏负担增大，肺脏负担加重，肾脏也略有增大，输尿管增粗，肌张力减低，蠕动减弱，其他如内分泌、皮肤、骨、关节、韧带等都会发生相应改变。而坐月子的过程实际上是一个新妈妈整个生殖系统恢复的过程：子宫体回缩需要 6 周才能恢复到接近非孕期子宫的大小，胎盘附着处子宫内膜的全部再生修复也需 6 周，产后腹壁紧张度的恢复也需要 6~8 周的时间。

所以，科学地坐月子，是一个关乎女性一生身心健康的关键时期。产妇须运用正确的调理方法、恰当的食补与食疗、适度的运动，使生殖器官、内脏器官复原，使新妈妈的体能、体质逐渐恢复，甚至调养得比怀孕之前更好。

我们的祖先流传下来许多宝贵的坐月子方法和经验，但也有许多关于坐月子的陈规旧俗，如产后一个月内不能刷牙、不能洗澡等，给产妇带来了困惑和压力，也已经被证实是不合理的。新时代的女性面临更多的压力与挑战，需要更好更科学的坐月子宝典，本人此次应出版社邀请，将多年的临床经验转化成文字，将更科学、更符合时代需求的坐月子方式做了一个总结，希望能为新手妈妈们提供帮助。

本书图文并茂，以多年临床经验为支撑，从科学专业的角度，着重介绍了以下四个方面的内容：中医调养、饮食搭配、塑形运动、生活细节把控。书中不仅阐述了传统坐月子的理论与新生儿的喂养与护理，还结合现代健康生活的观念，从新妈妈日常起居、饮食、运动、生活、情绪、疾病等方面讲解了如何科学地坐月子，怎样合理补充营养与调理身心平衡，如何通过一些简单的运动恢复身材，怎么注意每个阶段的健康隐患等，为新妈妈们提供了完整的保养知识与诀窍，让每个生产的女人通过书中的指导，将体质、心态调整到最佳，不仅怀孕生产后不会变胖、变老、留下后遗症，而且会脱胎换骨，变得更健康、更美丽。

产妇坐月子是传统，也是科学。产妇在月子期间将身心调养至最佳状态，才能面对繁重的育儿生活，承担起为人父母的责任。希望这本书能够给所有的新妈妈们实质性的帮助，让产妇不再为体质调养茫然失措，不仅做慈爱的母亲，也要做美丽的妈妈。最后，感谢出版社和各位朋友的支持和帮助，也欢迎读者朋友们指正本书的不足之处，我们衷心希望每位女性能更幸福、更健康！

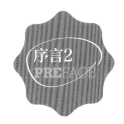

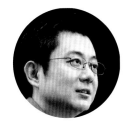

许鼓

母婴护理专家、超级奶爸
育婴蜜语网（www.yymy.cn)创始人

爱孩子，也要爱自己

《红楼梦》里贾宝玉说："女儿是水做的骨肉，男子是泥做的骨肉。我见了女儿便清爽，见了男子便觉浊臭逼人。"还说："女孩儿未出嫁，是颗无价之宝珠；出了嫁，不知怎么就变出许多的不好的毛病来，虽是颗珠子，却没有光彩宝色，是颗死珠了；再老了，更变得不是珠子，竟是鱼眼睛了！分明一个人，怎么变出三样来？"

当时还颇不以为然。后来留了心，果然发现，一些女孩子，婚前聪明美丽，苗条可爱，打扮时尚；婚后生了孩子，就变得身材臃肿，无精打采，气质全无。还有的，身体变差，本来活蹦乱跳的小姑娘，突然变成了药罐子……

老辈人都说，这是因为月子没坐好。产后坐月子对女人十分重要，调理的好，妈妈的身体会比孕前更健康；若没好好调理，落下的就是终身的病根。很多新妈妈们说：不是不想好好坐月子，而是不知道怎么坐。家人关心，每天鸡鸭鱼肉吃不停，不胖才怪；一个月不洗头不洗澡，不邋遢才怪；孩子哇哇大哭，有精神才怪……

坐月子，是中华养生文化中一项最重要的内容之一，是女人一生中最特殊的时期，生理上的疼痛，心理上的郁闷，都在这段时间体现。坐月子也是产后妈妈整个身心得到综合调养和恢复的过程，各器官功能的复原、抵抗力的恢复，都需要靠月子里的养护。究竟怎样正确地坐月子，才能改善体质、调整体形、护肤美容、治疗产前产后相关病症，给自己的身体带来健康与美丽呢？

本书科学实用，给出了最好的答案。作者以几十年的临床经验，汇集产妇和家人最关心的问题，以通俗易懂的语言与丰富实用的插图，破除民间各种错误做法，提供正确的产后恢复观念，概括了产后6周每周的调理重点，提供了全面丰富的中医养护、运动、饮食建议，给出了系统而完整的调理方案，全方位指导广大产妇平安、顺利地度过产褥期，让产后新妈妈能更好地调理气血，远离产后常见病，轻松度过月子这段特殊的时期，早日回归美丽；同时指导家人更好地照顾新生儿，让妈妈和宝宝都得到最佳呵护，给新生宝宝最健康的护理。

生完孩子的女人，不一定非要变成女汉子或者黄脸婆。母亲爱孩子，更要爱自己。月子，是女人一生中改善体质的黄金期。有健康的妈妈，才有健康的宝宝；有快乐的妈妈，才有快乐的孩子。新妈妈将身体调到最佳状态，才能给新生宝宝提供最优质的母乳和全心全意的照顾。愿天下女人都能坐好月子，调好体质，把健康和爱送给孩子。

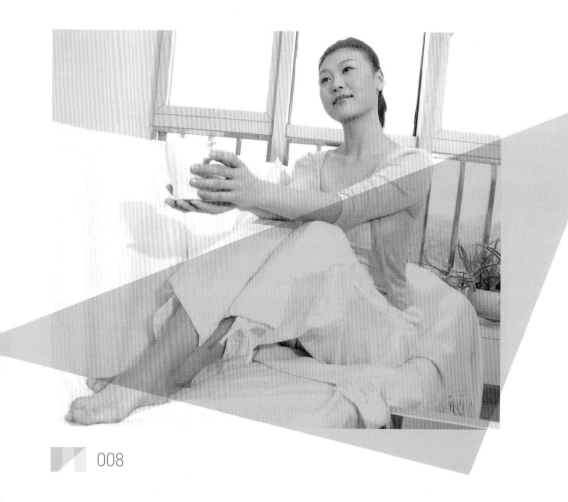

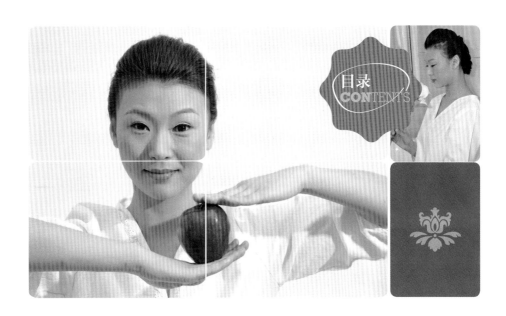

目录
CONTENTS

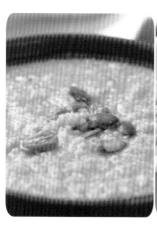
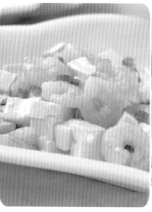
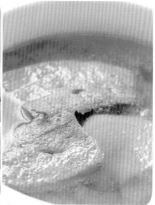

第三章 产后第2周的体质调养方案 ····················· 061
PART 03　New mother 2 week after production

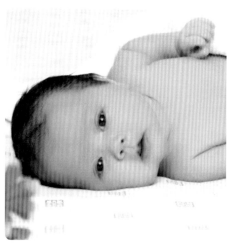
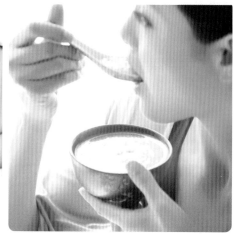

第五章 产后第4周的体质调养方案 ·················· 129
PART 05 New mother 4 week after production

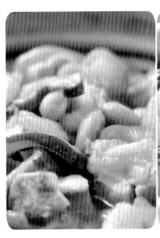
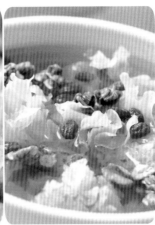
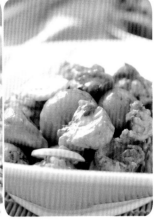

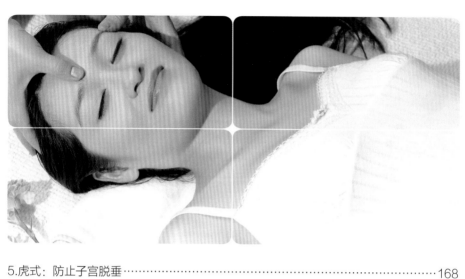

第六章 产后第5周的体质调养方案 ……………… 181
PART 06 New mother 5 week after production

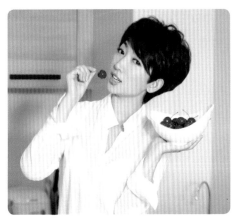
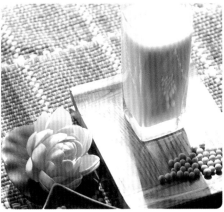

第七章 产后第6周的体质调养方案 ············· 237
PART 07　New mother 6 week after production

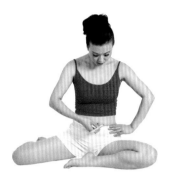
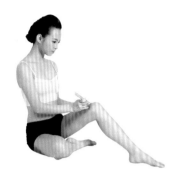

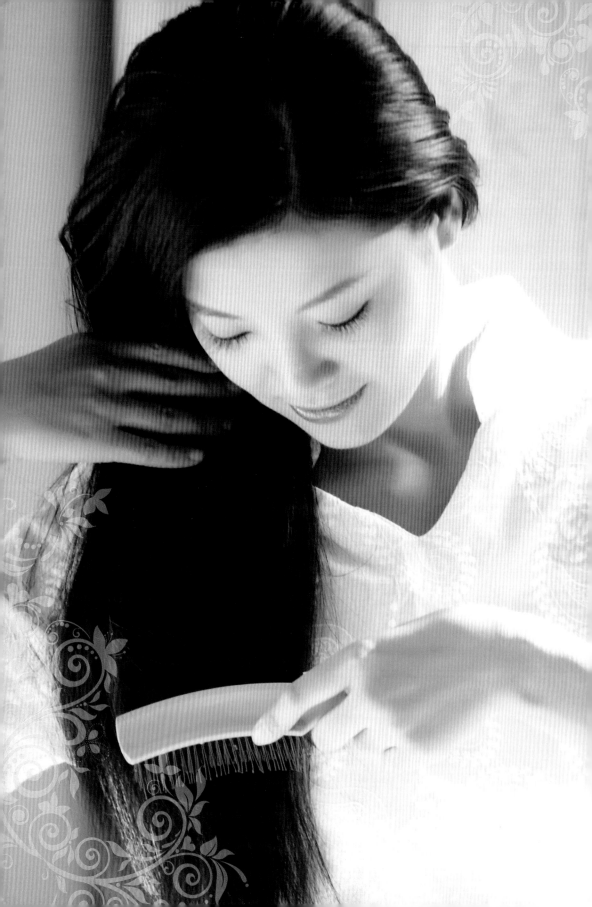

PART 01

Postpartum
42 days

✕

第一章
产后关键42天，
影响女人一生的健康

女人的一生有三个健康关键期：经期、孕产期、更年期，其中孕产期是最重要的，所以孕产期也是妈妈把身体调理好的关键时期。按照中国人的传统习惯，在孕产期最重要的调理方式就是"坐月子"。"坐月子"实际上也是产后妈妈整个生殖系统恢复的过程，而且恢复得好不好，直接影响到产后妈妈的健康。

1. 生完孩子一定要坐月子

中国人自古就很重视坐月子。千百年来，中国已经形成了独特的月子文化。文化讲究的是传承，但是现在的很多年轻人拒绝坐月子，因为她们从小接受西方的教育，耳濡目染的是西方的文化，她们认为，西方人都不坐月子，生完孩子出了医院就去上班，我们中国人也没有必要坐月子，坐月子是中国传统文化中的糟粕。事实真是这样吗？

其实不然。一方水土养一方人，"橘生于淮南则为橘，生于淮北则为枳"。水土不同，差异就会出现，何况我们除了水土不同外，最大的不同就是体质不同。

西方人以肉食为主，中国人自古就以素食为主，这种饮食结构上的差异，是造成体质不同的根本原因。从体质上说，喜肉的他们火热湿性很重，为了把这些浊气散出去，通常他们的毛孔很大，骨节也长得很粗；而我们由于饮食清淡，体质是收敛的力度大于宣发的力度，所以我们体毛很轻，皮肤紧密细腻，毛孔很小，骨节也特别细密。这就是他们和我们东方人的肌肤腠理的区别。

既然体质不同，养护的方式自然会不同。就像养不同的花，我们需要浇不一样多的水；收藏不同的宝石，也需要给予不同的养护。

就拿玉来说，古人讲究养玉，一个"养"字就道出了玉是有生命的特质。

玉，生于自然，归于尘土。从最初的石头，在岁月一轮又一轮的变迁下，慢慢润泽成了玉。因它生成于地下，玉石里含有较丰富的水分子，只有保持其原有的水分，才能温润如初。如果把它放到一个干燥的环境里，不加以养护，自然就会失水变干，干了后就会产生绺和裂，绺裂多了也就失去了原有的美丽和光泽，变得死气沉沉，毫无灵气了。为了保持它的美丽通透，需要用各种不同的方法加以润泽，文盘、武盘、意盘，方法不胜枚举，为的就是恢复它往昔的灵性、润泽、色彩。而本是同根生的宝石，如水晶、玛瑙等，却不需要这般精心的养护。

中国人就像玉一样，需要养，而且需要以我们自己的方式来养，坐月子就是其中之一。

2. 正确认识坐月子

新妈妈分娩之后，生理上会发生很大的变化。

第一是生殖器官。 宝宝出生以后，新妈妈的子宫颈和外阴会变得柔软，子宫内膜出现了创口和脱落。在自然生产的情况下，新妈妈的外阴大约需要十多天才能复原，子宫需要大约42天才能复原，而子宫内膜则需要大约56天的复原期。在分娩过程中，宝宝经过妈妈的子宫、阴道降生，给妈妈的生殖器官和机体带来一定程度的损伤。

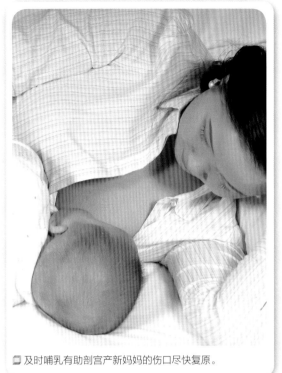
及时哺乳有助剖宫产新妈妈的伤口尽快复原。

第二是内脏器官。 在宝宝没出生之前，新妈妈因为妊娠，心脏需要承受更大的压力，血流速度、心跳都会加快，血容量增加了10%。因为子宫逐渐扩张，妈妈的心脏、胃都受到不同程度的挤压，肺部的负担也随之加重，肺通气量增加了40%，鼻、咽部、气管黏膜还可能充血气肿。肾脏也略有变化，输尿管增粗，肌张力降低，肠胃蠕动减弱……这些器官形态、位置、功能的复原，也要靠新妈妈在月子里的好好养护。

第三是新妈妈的体能和免疫力。 由于新妈妈在分娩时出血较多，加上待产及生产时遭受的剧痛，消耗了新妈妈大量的体力，使新妈妈身体虚弱，免疫力下降，很容易受到风寒的侵袭，这也需要很好的调补才能恢复。

坐月子的目的，就是运用正确的调理方法、恰当的食补与食疗、适度的运动，使生殖器官、内脏器官复原，使新妈妈的体能、体质逐渐恢复，甚至调养得比怀孕之前更好。

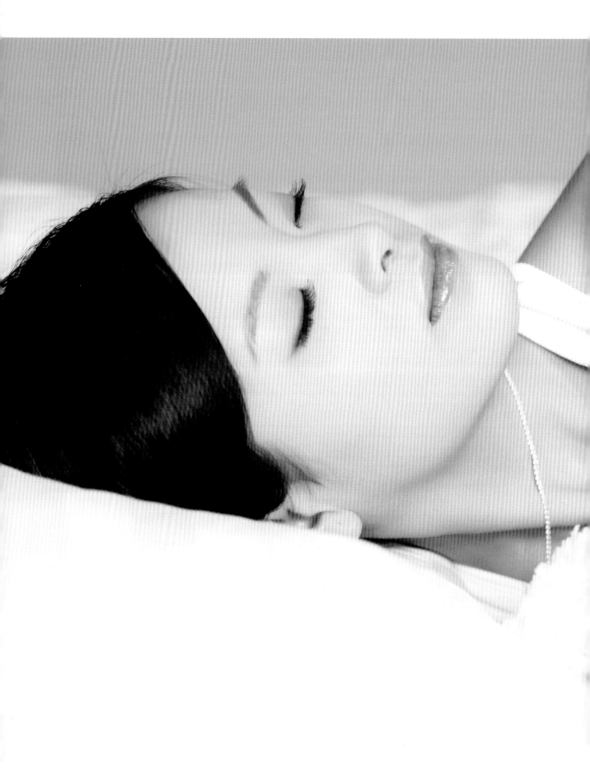

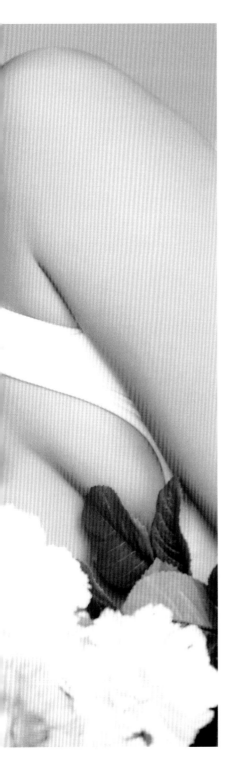

3.月子里的病，月子里治

中医有句话，"月子里的病，月子里治"。意思是女人上次坐月子时得的病，只能等到下次坐月子时才能进行医治。因为只有到下次坐月子时，人全身的骨节才能再次打开，达到自然松开的状态，趁此机会，施以药石，将寒邪赶出，方能治好疾患。

那么月子病是怎么得的呢?

中医认为，一般情况下，人的骨节是闭合的。随着骨盆的打开，产后妈妈全身上下的筋骨腠理都处于一种开放松弛的状态。这时，风寒就容易乘虚而入，通过张开的骨节进入人体内。月子结束时，产后妈妈的骨盆和全身的筋骨腠理都会逐渐恢复到正常的闭合状态。因此，坐月子期间进入体内的寒邪也就会随之被闭锁在体内，从而引起肌肉、关节酸痛等。中医上称这种疾病为"产后风"，即月子病。

患有月子病的人，在月子结束后不久就会感到腰酸背痛，而大多数人则是潜伏体内，在年纪大时才显露，会感觉全身疼，尤其是骨节隐隐作痛，有的人甚至会疼痛一生。

由于月子病是女性在月子期间患上的，所以最好能在月子里治，这样治愈的机会大些，如果拖到后面，治疗会越来越艰难。因为全身上下的筋骨腠理要全都达到一种开放松弛的状态，只有在月子期间才会出现，一旦月子结束，产后妈妈的骨盆和全身的筋骨腠理都会逐渐恢复到原来正常的闭合状态。此时不论采用任何药物，都很难驱散风寒，因为寒邪已经入骨了，所以产后妈妈要及时抓住这个治疗的最佳时机。

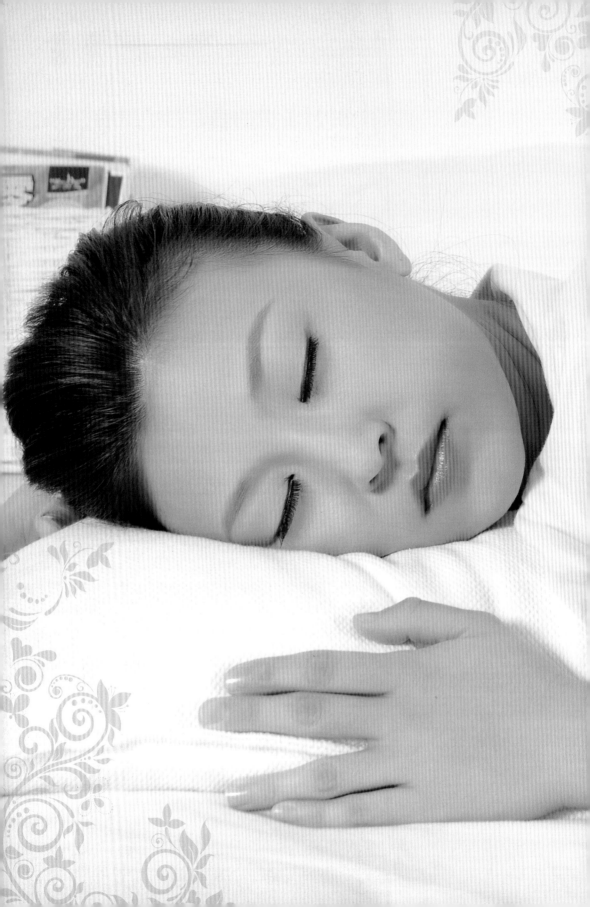

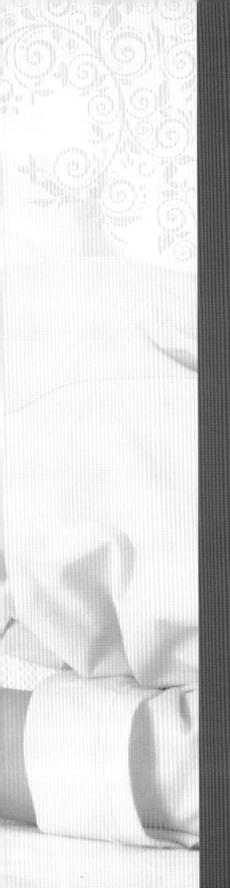

PART 02

New mother 1 week
after production

✕

第二章
产后第1周的
体质调养方案

产后第一周，如同你的新生宝贝一样，会面临许多"第一次"，如产后第一次下床，第一次排尿、排便等。这些在普通人看来再普通不过的事情，在产后都成为了你的一个个挑战。没事，掌握好窍门，这些事情都是小CASE。记住，当你遇到困难时，千万别泄气，看看身边的宝贝吧，来到这个陌生的世界，他所遇到的挑战可不比你少哦！

第一节 新妈妈本周的中医调养秘籍

1.产后汗证

经常有产后妈妈对我讲，大白天不活动也出汗，问我这个出汗证怎么治。

产后汗证又分为自汗和盗汗，大白天不活动就出汗是典型的"产后自汗"，在夜间睡觉时偷偷出汗，甚至打湿衣服，而醒来后却自动停止的，这样的是"产后盗汗"。

从中医上看，无论是产后自汗，还是盗汗，最后都要归结于两个原因：气虚或是阴虚。临床上阴损及阳，阳损及阴，故自汗，盗汗也非绝对化地分属气虚阴虚。人体的阳气抵御病邪的同时也可保证汗液不随便外泄,起到一个保镖的作用。一旦这个保镖"体力下降"，它的职能就会下降，汗液偷偷溜出去也就不奇怪了。还有一种是因为失血伤筋，血虚生内热，睡觉时体热迫津外泄因而发生盗汗。

不要谈汗色变，不是说产后一有汗就得了"汗证"。也有的产妇出汗比平时多，吃饭、活动后或睡眠时加剧，这是因为产后气血俱虚，腠理不密所致，属于正常现象，只要加强调理，几天后就可自行缓解，不用担心；有些产妇感受暑邪，骤发高热，大量出汗，神昏嗜睡，甚至躁扰抽搐，而产后自汗无季节性，也无发热及神志的改变，所以，产后中暑不算是"汗证"；还有些产妇发高热多汗，汗出后热退，起病急，病程短。这也不是汗证，而是产后发热。这些都要区别对待，辨证施治。

产后汗证是因为分娩亡血伤阴，元气耗散使机体气虚、阴虚。在进行治疗的同时也必须在饮食上进行合理的补养。身体虚弱的新妈妈，必须加强营养，注意饮食调理。

古人说："药补不如食补。"根据自身症状特点吃一些滋补食品，增强体质，来配合治疗才能达到更好的效果。在治疗时一定注意劳逸结合，不可劳累过度，还需注意运动锻炼，增强身体素质，另外要多饮水，慢慢喝，保持体内的正常水分。

✿ 灸疗法

选穴汇总：阴郄穴　肺俞穴　气海穴　复溜穴　脾俞穴

简单找穴法

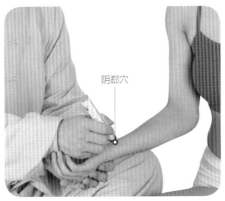

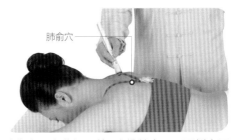

肺俞穴： 在背部，第3胸椎棘突下，两侧旁开1.5寸。

阴郄穴： 在前臂掌侧，尺侧腕屈肌肌腱的桡侧缘，腕横纹上0.5寸。阴郄属于心经穴位，中医认为汗为心之液，灸阴郄能起到益心敛汗的作用。

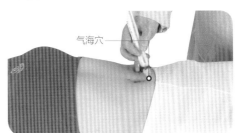

气海穴： 在腹部，前正中线上，脐下1.5寸。气海是人体活力之源，艾灸气海穴能温阳益气。

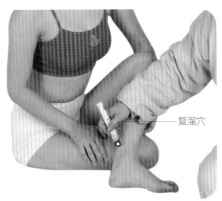

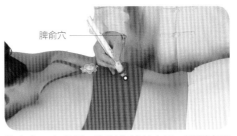

复溜穴： 小腿内侧，内踝与其后方的跟腱之间的凹陷再向上2寸处。复溜是治疗各种汗证的通用穴位，灸复溜能滋阴养血而敛汗。

脾俞穴： 在背部，第11胸椎棘突下，两侧旁开1.5寸。灸肺俞、脾俞能补益脾肺经的气血。

● **灸法：艾条温和灸**

步骤： 每穴15分钟，灸至局部红晕温热为度，每日1次，10次为1个疗程，自汗停止后可巩固1个疗程。

2. 乳房胀痛

产后妈妈在分娩后的 2~3 天，乳房会逐渐开始充血、发胀，一方面是由于泌乳开始，乳房中有了充盈的乳汁；另一方面是由于乳房内淋巴液潴留，静脉充盈和间质水肿所致，一般于产后 7 天症状会自行消除。

✿ 食疗法

● 猪蹄通草汤

原料：猪蹄 2 只，通草 6 克，葱白 3 根。

做法：三者混合后加清水煮汤。每日分 3 次喝下，连续喝 3 天。

功效：通草有清热通乳的功能。新妈妈产后少乳或乳汁瘀积时可以食用。

● 阿胶大枣汤

原料：阿胶 250 克，大枣 1000 克，核桃 500 克，冰糖 500 克。

做法：将大枣洗净后放入适量水煮烂，用干净的纱布滤去大枣的皮、核。把过滤后的大枣汁加入冰糖、核桃仁文火炖煮。阿胶隔水蒸融后同枣汁一起熬成羹。分次服用，可在每日早晨服用 2~3 汤匙。

功效：这款药羹对新妈妈的产后康复、身体机能调理、催乳下奶有很好的帮助。

另外，用猪蹄 1~2 只，花生适量，王不留行 15 克，穿山甲 10 克，当归 12 克，川芎 12 克，通草 12 克（如有气虚可加入党参 15 克，黄芪 20 克），炖汤，每日服用 1 次。本方有补气养虚的功效。

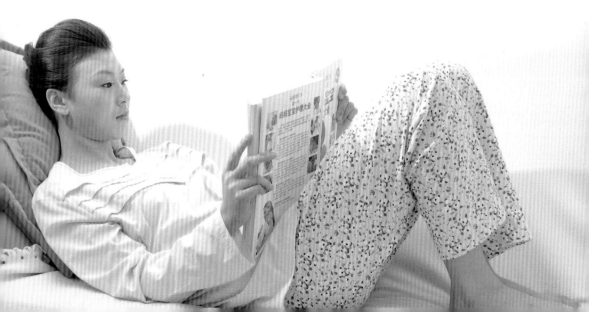

第二节 新妈妈本周的饮食调养秘籍

1. 本周最重要的事：排恶露、开胃

我们常常可以听到这样的说法："产前一团火，产后一块冰。"由于新生儿和胎盘的娩出，新妈妈体内激素水平大大下降，体质从内热变成了虚寒。新妈妈生理的变化，决定了产后第一周的饮食调理要以"排"为主。

无论哪种分娩方式，新妈妈在产后的最初几日里都会感觉身体十分虚弱、胃口比较差，这时强行吃下重油肥腻的大补食物，只会让食欲更加减退。因此，本周的重点是开胃而不是滋补，胃口好，才会食之有味，才能补充能量。

2. 产后不宜立即大肆进补

生了个大胖小子，婆婆欢天喜地地给你端来浓浓的大补汤，毫无疑问你要将婆婆的关爱照单全收——一口气将汤喝个精光。这应该是多数新妈妈都会遇到的事情吧。许多新妈妈产后为了催奶、补充体力，会喝许多大补的汤水，其实，刚生完孩子就催奶一定要慎重，不应马上进补猪蹄汤、参鸡汤等营养高汤。

首先，新妈妈刚生产完，身体仍处于极度虚弱的状态，同时肠胃的蠕动较差，食物的消化与营养吸收功能尚未恢复，此刻若立即进补，体内的恶露尚未排尽，新的又来，容易延长恶露排出的时间。与此同时，初生婴儿吃得较少，如果再吃催奶的食物，反而会导致乳汁分泌不畅。因此，新妈妈只需在正常饮食的基础上适量增加汤汁即可。

其次，产后的饮食调理还要按身体的恢复状况来进行。如第1周以活血化瘀、排出恶露为主，第2周以收缩子宫、帮助内脏复位为主，第3周开始才是真正可以进补的时期。若进补时间错了，内脏尚未复位就吃下许多难以消化的食物，新妈妈会因为无

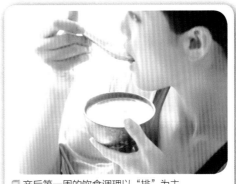

🔲 产后第一周的饮食调理以"排"为主。

法吸收而堆积在体内，造成代谢失调，导致有的新妈妈出现产后肥胖症，有的新妈妈则瘦弱无元气，再怎么吃怎么补都无法吸收。

3. 产后千万不要立即喝母鸡汤

许多人认为女性产后早吃母鸡肉、多喝母鸡汤是催奶的一个好办法，但现代科学分析证明，产后过早吃母鸡肉、喝母鸡汤，是造成新妈妈奶少或无奶的重要原因之一。

新妈妈分娩后，血中雌激素和孕激素浓度大大下降，这时泌乳素开始发挥作用，促进乳汁分泌。而母鸡的卵巢、蛋衣中含有一定的雌激素，若产后过早食用母鸡，就会增强新妈妈血液中的雌激素，使泌乳素的作用减弱甚至消失，从而导致乳汁不足甚至无奶。并且母鸡汤太油腻，新生儿肠胃功能还不完善，吃了油脂过多的母乳会导致拉肚子。

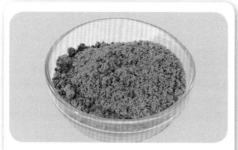
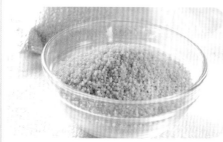
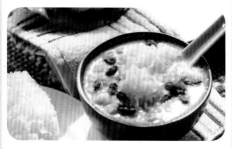

相反，产后若吃些清炖大公鸡，可使新妈妈乳汁增加。因为公鸡睾丸中含有少量的雄性激素，具有对抗雌激素的作用。另外，公鸡脂肪少，有助于新妈妈体形的恢复，新生儿也不会因乳汁脂肪含量太高而引起腹泻。不过，有乳汁不通、乳房胀痛等情况时，不宜吃公鸡发奶，应先设法疏通乳房，以免引起乳腺炎。

当然，新妈妈在乳汁比较充足的情况下，还是可以吃母鸡的。

产后第一周喝红糖水、小米粥等是我国传统的坐月子饮食方式。

4. 根据体质跟进营养

中医把人体分成平和体质、阳虚体质、阴虚体质、痰湿体质、湿热体质、气郁体质、气虚体质、血瘀体质、特禀体质九种。新妈妈在进补时，如果能根据自己的体质特点来进行，效果会更佳。下面是平和体质、阳虚体质和阴虚体质这三种最常见体质的营养方案。

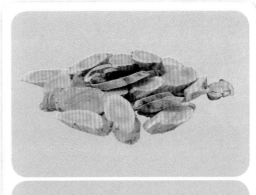

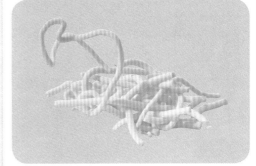

☐ 哺乳妈妈若泌乳不足，可以在膳食中加入催乳的黄芪、通草等来进行催乳。

❀ 平和体质妈妈

平和体质特点：不热不寒，不特别口干，身体状况良好。

饮食方案：对于平和体质的新妈妈，饮食上比较容易选择，可以食补与药补交叉。如果补了之后口干、口苦或长痘，就停一下药补，可以吃些降火的蔬菜，也可喝纯橙子汁或纯葡萄汁，但要注意果汁的温度一定要温热，不能喝冰的。

❀ 阳虚体质妈妈

阳虚体质特点：面色苍白，经常会怕冷或四肢冰冷，口淡不渴，大便稀软，总有尿频的现象，痰涎清，涕清稀，舌苔白，平常容易感冒。

饮食方案：阳虚体质的妈妈可以食用一些温补的食物或药补，如麻油鸡、烧酒鸡、四物汤、四物鸡或十全大补汤等，以达到养血补气的目的。补充营养时不能太油，以免腹泻。食用水果时不要吃寒凉蔬果，如柚子、梨子、杨桃、橘子、番茄、香瓜、哈密瓜、西瓜、木瓜、葡萄柚等，但是可以吃些荔枝、龙眼、苹果、草莓、樱桃、葡萄等热性或温性水果。

❀ 阴虚体质妈妈

阴虚体质特点：面红目赤，怕热，四肢或手足心热，经常口干或口苦，大便干硬或便秘，痰涕黄稠，尿量少，尿色黄赤、味臭，舌苔黄或干，舌质红赤，易口破，皮肤易长痘疮或痔疮等症。

饮食方案：滋补的食品注意不要太热，如可以吃些山药炖鸡、黑糯米、鱼汤、排骨汤等。蔬菜类可选丝瓜、冬瓜、莲藕等；汤类可以选择如木瓜、鱼尾煲花生汤、章鱼、花生煲瘦肉汤，通草、北芪煲猪脚；水果不适合吃荔枝、龙眼，可少量吃些柳橙、草莓、樱桃、葡萄。

5.红糖水进补要适量

有些新妈妈觉得，自己在分娩后元气大损，多吃一些红糖可以补养身体，于是在整个坐月子期间不停地喝红糖水。红糖具有益气养血、健脾暖胃、祛散风寒、活血化瘀的功效，可以帮助新妈妈补充碳水化合物和补血，促进恶露排出，有利于子宫复位，但不可因红糖有如此多的益处，就认为吃得越多越好。吃红糖一定要适量，尤其是夏天坐月子的新妈妈，喝红糖水过多会导致出汗过多，使身体更加虚弱，甚至引起中暑。

另外，红糖水喝得过多会增加恶露中的血量，服用时间长，造成新妈妈持续失血，不但起不到补血的作用，反而会引起贫血。新妈妈产后喝红糖水的时间，应

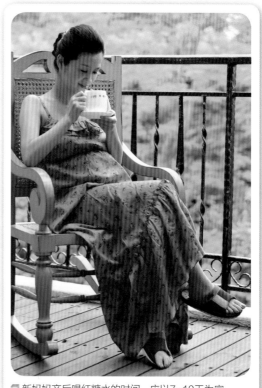

🔲 新妈妈产后喝红糖水的时间，应以7~10天为宜。

以 7~10 天为宜。可以服用生化汤等中药加以调理，生化汤的配料中含有桃仁、甘草等药食同源的食材。《本草纲目》记载：桃仁行血、活血，祛瘀，润肠通便，常用于通经；而甘草补益五脏、益气复脉，用于脾胃虚弱、倦怠乏力，尤其适合产后体虚有热。这几种食材加起来的生化汤专门帮助新妈妈在坐月子期间，调整内分泌，促进子宫排净恶露。

6. 本周新妈妈需要的是清淡汤食

新妈妈要多吃汤类食物，这样有利于哺乳。乳汁的分泌是新妈妈产后水分需求量增加的原因之一。此外，新妈妈一般出汗较多，体表的水分挥发也大于平时，因此要多喝汤、粥等水分较大的食物。第 1 餐可以适量进食热量比较高、易消化的半流质食物，如红糖水、藕粉、鸡蛋羹、蛋花汤等；第 2 餐可以正常膳食。有些肠胃功能不好的新妈妈在分娩的第 1 天可食用比较清淡、稀软、易消化的食物，如糕点、面片、挂面、馄饨、粥及煮烂的肉菜，然后再进食正常的膳食。

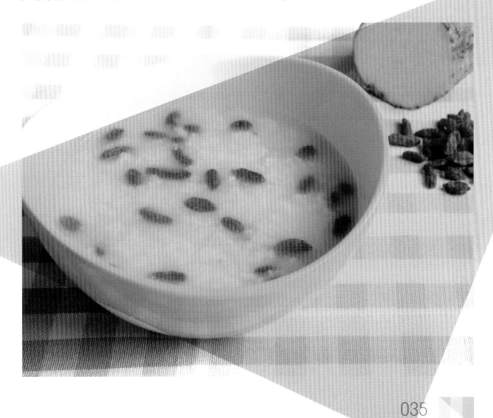

剖宫产的新妈妈在手术后约 24 小时肠胃功能才能得以恢复，因此术后应食用流食 1 天，但忌食用牛奶、豆浆、蔗糖等胀气食品，情况好转后改用半流食 1~2 天，再转为普通膳食。个别新妈妈有排气慢或身体不适症状，可多吃 1~2 天半流食。

我国北方有产后喝红糖水、喝小米粥、吃煮鸡蛋的习俗，这是很合理的。因为新妈妈在分娩过程中失血很多，需要补充造血的重要物质——铁和蛋白质。红糖含铁量很高；鸡蛋含有很高的蛋白质，但要注意的是，每日食用的鸡蛋量以 2~3 个为宜，切勿食用过多，以免增加肾脏负担；小米中胡萝卜素、铁、锌、核黄素含量比一般的米、面要高，是新妈妈月子期的好食物。

新妈妈产后体质较弱，抵抗力差，容易引起胃肠炎等消化道疾病，因此产后第一周尽量不要食用寒性的水果，如西瓜、梨等。

7. 产后血虚的食疗方案

所有的产后妈妈都面临着一个问题，那就是产后血虚。因很多产妇在分娩时失血过多，用力过度，使得气血严重耗损；而乳汁也是血的变现，也需要耗费一定的血来生成，所以很容易造成气虚血弱。因此，补血是产后妈妈坐月子期间首先要解决的问题。

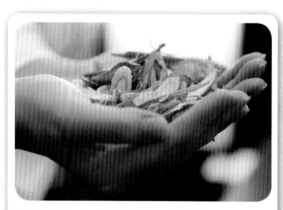
▢ 正所谓药补不如食补，药膳养生自古以来就是中医养生中不可或缺的一部分。

我国传统医学中有一些调养方对产后妈妈的康复有重大的补益作用，产后妈妈可根据自己的身体特点在食物中加入适量中药材，做成药膳，可以促进身体的康复。

按照中医的说法，热为补，寒为泻。因此，一些具有补血益气、健脾养胃功效的温性中药，比较适合血虚的产后妈妈服用，特别是兼有怕冷等问题的妈妈。但太过热性的药材会助长身体内热，导致产后妈妈上火，耗损产后妈妈的身体，甚至还会影响到婴儿，使婴儿也上火。所以不要盲目过度地补，更不能乱用活血类的药材，否则会影响受损血管的自行愈合，造成血流不止。

另外，虽然中药对产妇有滋阴养血、活血化瘀的作用，可以帮助产后妈妈恢复体质，促进子宫收缩，预防感染，但有些中药有回奶的作用，如大黄、炒麦芽、薄荷等，因此在哺乳期间的产后妈妈要慎重使用。

一般来说，产后血虚并不一定只有通过大补特补才能把气血补回来，只要正确调养，适量食用龙眼、红枣等干果类食物即可。

8. 最佳菜品推荐

以下是帮助新妈妈顺利完成本周任务的最佳菜单。

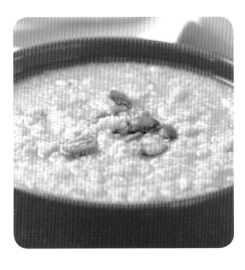

五仁红糖小米粥

【材料】

南瓜子、核桃仁、松子仁、葵瓜子仁、葡萄干各2克，小米1杯。

【调料】

红糖6克。

【做法】

①将南瓜子等坚果泡软，捣碎；葡萄干洗净切碎；小米洗净备用。

②水烧开后放入小米，继续熬，开锅后再放入备好的坚果及葡萄干，当小米熬至黏稠时调入红糖即可。

【营养解析】

■红糖中含有较多的铁，具有补血作用，还可促进产后恶露排出。

■干果类中尤以核桃仁、南瓜子最补元气。

■小米最能养胃，对脾胃虚弱的新妈妈很有帮助。

麻油面线

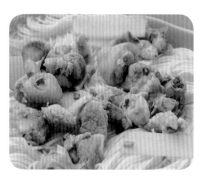

【材料】

面线120克，鸡腿1个，带皮老姜25克，米酒水1碗。

【调料】

黑芝麻油（麻油）5大匙。

【做法】

①将鸡腿洗净切小块，备用；姜切片。

②锅内放黑芝麻油，小火煸炒姜片，待姜片干缩时放下鸡块，翻炒至鸡肉变白无血水时，加入米酒水适量烧开，改小火煮20分钟至熟时捞出放入碗中。

③将面线用米酒水另外煮熟后，捞出盛入放鸡块的碗内即可。

【营养解析】

■麻油煸炒姜片，能刺激并活化内脏，让身体从内部暖和起来。

■麻油面线能滋补活血，是产后妈妈排出体内恶露、滋补身体的好选择。

海参豆腐汤

【材料】

海参100克，豆腐150克，冬笋、黄瓜各20克。

【调料】

黑芝麻油（麻油）1大匙，生抽、食盐各1小匙。

【做法】

①将海参去内脏，洗净，切段；豆腐洗净，切片；黄瓜洗净，切菱形片；冬笋洗净，切片，备用。

②煮锅中放豆腐片、海参段、冬笋片，加适量水烧开，小火煮5分钟，加生抽、食盐调味，放黄瓜片，淋麻油即可。

【营养解析】

■海参的蛋白质含量很高，而且几乎不含胆固醇，不会增加心血管的负担。

■豆腐富含钙和蛋白质。

■海参豆腐汤鲜美可口、易消化，非常适合需要补充营养而又脾胃虚弱的产后新妈妈食用。

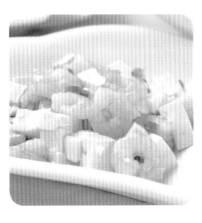

【材料】

虾仁100克，豆腐200克，葱花、姜末各少许。

【调料】

食盐、酱油、料酒、淀粉各适量。

【做法】

①将虾仁洗净，用料酒、葱花、姜末、酱油、淀粉等腌好；将豆腐洗净，切丁。

②用旺火快炒虾仁，放入豆腐丁搅炒，加入食盐调味即可。

【营养解析】

■豆腐营养丰富，不仅含有铁、钙、磷、镁等人体必需的多种微量元素，还含有糖类、植物油和丰富的优质蛋白，并且不含胆固醇，既能满足产后新妈妈的营养需求，又不会导致发胖。

■虾仁富含蛋白质和钙。

■虾仁豆腐清爽可口，易于消化，能给产后新妈妈提供丰富的营养，有利于通乳、下乳。

虾仁豆腐

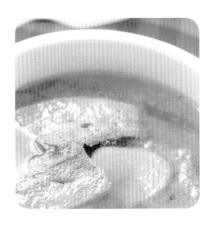

【材料】

猪肝1具，带皮老姜25克，米酒水1~2碗。

【调料】

黑芝麻油（麻油）2匙，淀粉少许。

【做法】

①猪肝洗净，切薄片，滴几滴米酒水，加少许淀粉搅匀腌5分钟，再冲一下水，沥干。

②锅中倒入黑芝麻油加热，小火爆透姜片。

③放入猪肝片翻炒几下，倒入米酒水，不上盖煮沸后即可。

【营养解析】

■猪肝含有丰富的铁、磷、蛋白质、维生素A、卵磷脂和微量元素，是造血不可缺少的原料，同时还可帮助机体排出毒素。

■麻油猪肝是帮助产后新妈妈活血化瘀、排出恶露的上佳之选。

麻油猪肝

第三节 新妈妈本周必学的产褥体操

分娩使新妈妈腹部肌肉被拉伸至极限，骨盆底部肌肉也被拉开，想恢复到孕前的身体状态，至少需要1个月的时间。产褥操可以使这些部位快速恢复到孕前的状态，适当地活动身体肌肉，可以加速血液循环，使身体变苗条，还具有美容养颜的作用。产后24小时之后，必须得到医生及护士的允许方可做产褥操。

1.腹式呼吸：促进全身血液循环

建议练习时间：产后第1天

难度指数：★

呼吸方式：腹式呼吸

练习次数：每天10~20次

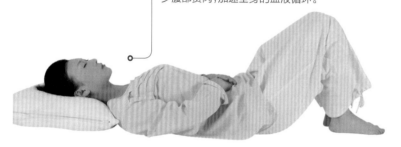

功效：
腹式呼吸法可以按摩腹部器官，减少腹部赘肉，加速全身的血液循环。

请跟我一起练

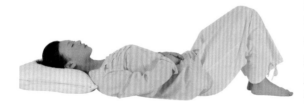

步骤：仰卧，屈膝，双脚自然打开，将手轻轻搭放在腹部。吸气时，直接把气息吸到腹部，感觉你的手随着气息的吸入而被抬起，随着腹部的扩张，体内横膈膜下降；呼气时，腹部向内、向脊椎方向收紧，这时横膈膜自然而然地升起，把肺内的浊气完全排出体外，内脏器官恢复原位。

2.胸式呼吸：
促进胸肺部血液循环 ◢

建议练习时间：产后第1天

难度指数：★

呼吸方式：胸式呼吸

练习次数：每天10~20次

功效：
促进胸肺部血液循环。

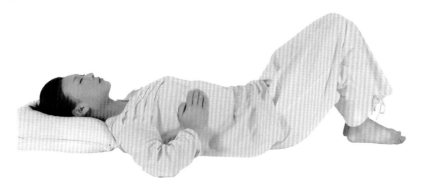

⊠ *请跟我一起练*

步骤：仰卧，屈膝，双脚自然打开，将手轻轻搭放在胸部两侧的肋骨上。吸气时胸部打开，肋骨向上、向外扩张，腹部保持平坦；呼气时，肋骨向内、向下收紧。

3.手臂运动：
促进手部血液循环 ◢

建议练习时间：产后第2天

难度指数：★

练习次数：每天2~3次

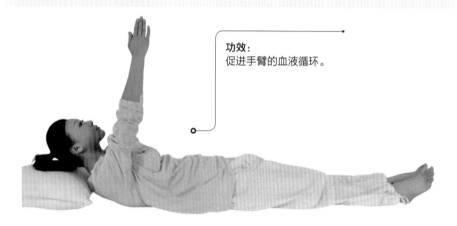

功效：
促进手臂的血液循环。

✕ 请跟我一起练

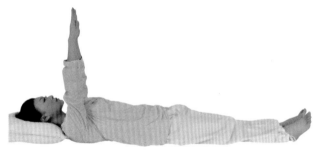

步骤1： 仰卧平躺，双脚并拢，双手自然放在身体两侧，掌心向下。吸气时双臂向上举起，直到与床面垂直。

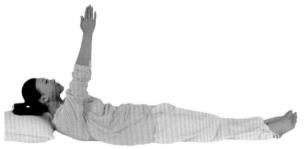

步骤2： 屏气，尽可能抬起上半身，双手掌在胸前合十，尽量不要屈肘。深呼吸2~3次后，呼气，还原至初始姿势。

4.绷脚运动：
促进腿部血液循环

建议练习时间：产后第2天
难度指数：★
练习次数：每天2~3次

功效：
促进腿部血液循环。

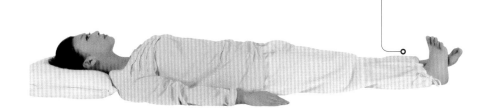

请跟我一起练

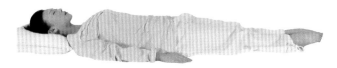

步骤1： 仰卧平躺，双腿伸直。吸气，绷起脚背；呼气，还原放松。重复练习10次。

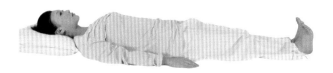

步骤2： 仰卧平躺，双腿伸直。吸气，勾起脚尖；呼气，还原放松。重复练习10次。

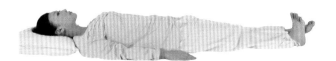

步骤3： 仰卧平躺，双腿伸直。吸气，左脚保持绷脚背，右脚保持勾脚尖；呼气，左右脚相互交换。重复练习10次。

5.抬头运动：
放松头部神经

建议练习时间：产后第2天

难度指数：★

练习次数：每天2~3次

功效：
促进头部血液循环，舒缓头部神经，缓解疲劳感。

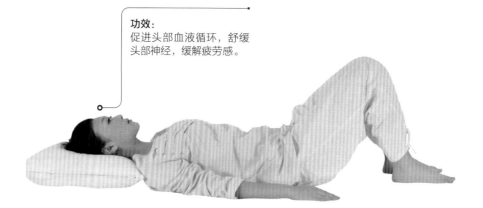

请跟我一起练

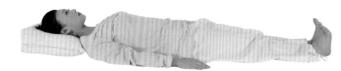

步骤1： 仰卧平躺，双脚并拢，双手自然放在身体两侧，掌心向下。双脚保持脚尖勾起状态。

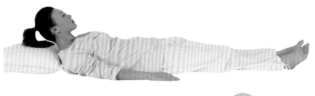

步骤2： 吸气，慢慢抬头，双脚绷脚背，深呼吸2~3次。

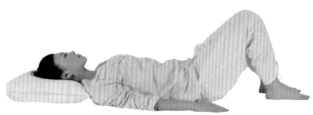

步骤3： 呼气，还原头部，屈膝。闭上眼睛放松。

6.提肛运动：
促进肛门及会阴恢复

建议练习时间：产后第3天

难度指数：★

练习次数：每天2~3次

功效：
运动骨盆及肛门，促进肛门及会阴的恢复。

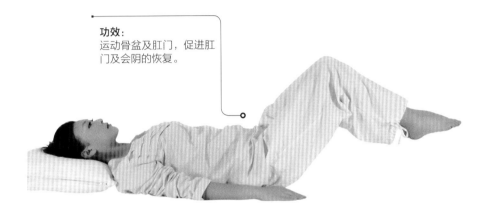

请跟我一起练

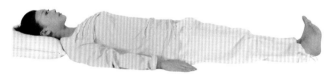

步骤1： 仰卧平躺，双脚并拢，脚尖勾起。双手自然放在身体两侧，掌心向下。

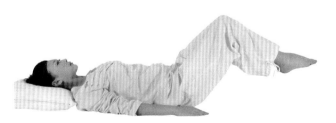

步骤2： 双腿屈起，双手放在身体两侧或腹部，提肛（将肛门括约肌收紧），然后放松。

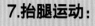

7.抬腿运动：
促进下肢血液循环

建议练习时间：产后第3天

难度指数：★

练习次数：每天2~3次

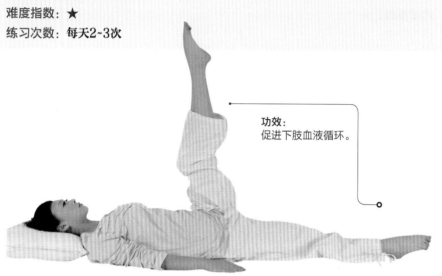

功效：
促进下肢血液循环。

请跟我一起练

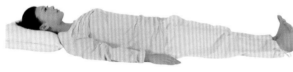

步骤1：仰卧平躺，双脚并拢，脚尖勾起。双手自然放在身体两侧，掌心向下。

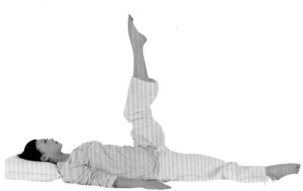

步骤2：吸气，向上抬起左腿；呼气，慢慢还原放下。换脚做相同动作。重复5次，以不勉强为限。

8.拱背运动：
收紧背部肌肉

建议练习时间：产后第4~5天

难度指数：★★

练习次数：每天2~3次（注意：视自身情况而定，不要勉强）

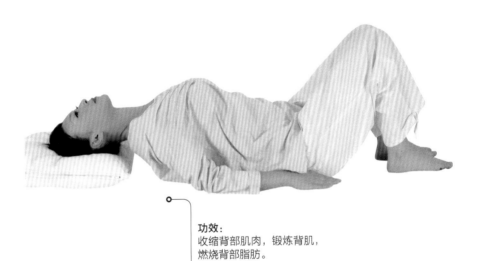

功效：
收缩背部肌肉，锻炼背肌，
燃烧背部脂肪。

请跟我一起练

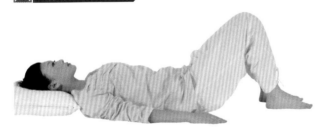

步骤1：仰卧平躺，屈膝，双脚打开与肩同宽，双手自然放在身体两侧，掌心向下。

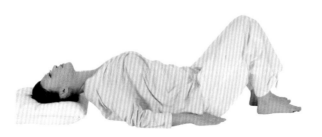

步骤2：用十肘支撑，吸气，向上拱起胸腔，深呼吸3~5次，呼气，恢复原位。

9.扭腰运动：
燃烧腰部脂肪 ◢

建议练习时间：产后第4~5天

难度指数：★★

练习次数：每天2~3次（注意：视自身情况而定，不要勉强）

功效：
收缩腰部肌肉，锻炼腰肌，
燃烧腰部脂肪，恢复纤瘦
腰肢。

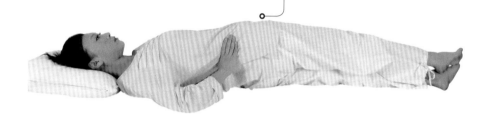

✖ 请跟我一起练

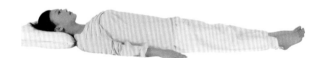

步骤1： 仰卧，双手自然放在身体两侧，掌心向下。

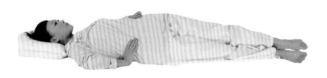

步骤2： 双手叉腰，吸气，左侧腰向上抬起，扭向右侧，坚持深呼吸2次，呼气还原。

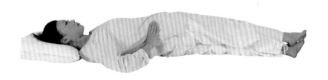

步骤3： 双手叉腰，吸气，右侧腰向上抬起，扭向左侧，坚持深呼吸2次，呼气还原。左右交替进行。注意不能屈膝。

10.踩踏运动：
预防水肿 ◢

建议练习时间：产后第6天

难度指数：★

练习次数：每天2~3次

功效：
放松下肢肌肉，促进下肢血液循环，预防水肿。

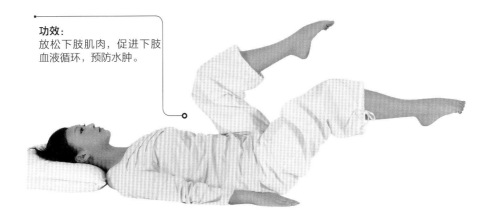

请跟我一起练

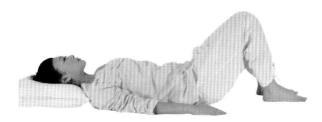

步骤1：仰卧平躺，双脚打开与肩同宽，向上屈双膝，双手自然放在身体两侧，掌心向下。

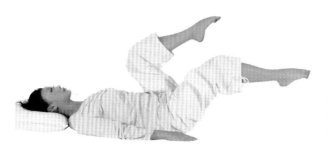

步骤2：吸气，向上抬起双腿，做蹬自行车状。始终保持自然的呼吸。

11.抬腰运动：
促进骨盆恢复

建议练习时间：产后第7天

难度指数：★★

练习次数：每天2~3次（剖宫产新妈妈最好不要做这个动作，顺产妈妈要根据身体的恢复情况进行练习，千万不要勉强）

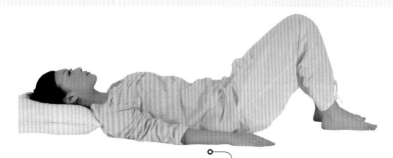

功效：
锻炼下腰部肌肉，促进骨盆的恢复。

请跟我一起练

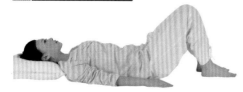

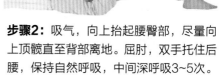

步骤1： 仰卧平躺，双脚打开与肩同宽，向上屈双膝。双手自然放在身体两侧，掌心向下。

步骤2： 吸气，向上抬起腰臀部，尽量向上顶髋直至背部离地。屈肘，双手托住后腰，保持自然呼吸，中间深呼吸3~5次。呼气，慢慢恢复原位。

小提示 产后恢复运动有讲究

　　产后运动应该从最简单的动作开始。尽量不要做幅度过大的动作，尤其在前6周，应尽量避免采用趴着以及膝盖和胸部着地的姿势，避免空气性栓塞的发生；由于产后关节松弛，尽量不要做单脚用力的动作，如跳跃等。新妈妈产后最初的运动最好限于缓慢的散步和轻微的伸展运动。

　　要注意运动量的大小。应该根据自己的身体状况，选择合适的运动量。一般来说，每天早、晚各做15分钟即可，次数由少渐多，不要让自己过于疲劳。若出现恶露增多或疼痛加剧，则要暂停运动，等恢复正常后再开始运动。

　　运动前的准备。运动前要排空膀胱，穿宽松或弹性好的衣裤，选择在硬板床或地板上做。

　　运动时间的选择。一定要在饭后1小时才可进行运动，要避免饭前、饭后1小时内做运动，并且运动前不要吃得太饱。

第四节 本周月子生活小细节

1. 产后第一次下床

哇，宝宝终于生出来了，好累！接下来新妈妈可以躺在床上休息个够了吧？错啦，新妈妈要适当运动才行哦！新妈妈在分娩后最初几天内应当保持充分的休息和睡眠，但早日下床活动及产后运动有利于身体的复原，所以产后不可以完全卧床。

当然，什么时间开始下床活动要根据新妈妈的分娩情况、会阴有无伤口及产后身体状况来决定。一般情况下，自然分娩的新妈妈可以在产后 6~8 小时坐起来；剖宫产的新妈妈在术后 24 小

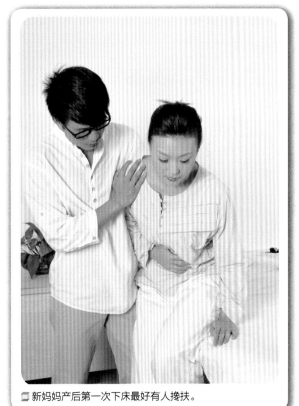

新妈妈产后第一次下床最好有人搀扶。

时可以坐起。新妈妈们要多坐少睡，不能总躺在床上，否则不仅不利于身体的恢复，还容易降低排尿的敏感度，阻碍尿液的排出，引起尿潴留，并有可能导致血栓形成。

因此，如果分娩顺利，新妈妈产后可根据体力恢复情况及早下床，适当活动，但要避免长时间站立、久蹲或做重活，以防子宫脱垂。

自然分娩的新妈妈在产后可以先练习坐起来，随后即可下床活动。为了安全起见，新妈妈第一次下床时应有家属或护理人员陪伴协助，下床前先在床头坐 5 分钟，确定没有不舒服再起身。

下床排便前，新妈妈最好先吃点东西恢复体力，以免昏倒在厕所里。上厕所的时间如果较长，站起来的动作要尽量缓慢，不要突然站起来。万一新妈妈有头晕现象，照看的人要立刻扶她坐下来，让她把头向前放低，在原地休息一会儿，同时给新妈妈喝点热水，观察她的脸色，等血色恢复了再慢慢移动回到床上。如果有其他异常情况，则要立刻通知医护人员。

2. 产后第一次排泄

✿ 产后第一次排尿

正常情况下，新妈妈在分娩后 2~4 小时会排尿。另外，由于利尿剂的作用，在产后 12~24 小时尿量会大大增加。如果 4 小时后仍没有排尿，就必须请医护人员协助解决，因为尿潴留会增加尿道感染的概率，而且胀满的膀胱也可能使子宫移位，影响子宫收缩，甚至造成产后出血。

造成产后排尿不顺的原因有两种：一是由于膀胱、尿道因生产而受伤，出现水肿，新妈妈无法感觉膀胱满了；二是由于会阴伤口疼痛，腹内压减少，造成产后小便困难或解不干净的感觉。

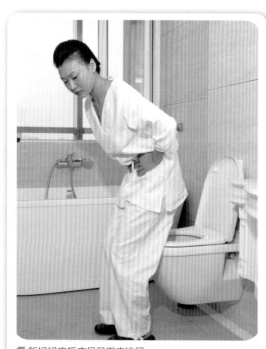
新妈妈产后应尽早下床排尿。

✿ 产后第一次排便

产后的最初几天，新妈妈都会出现便秘的情况。这是由于肠道和腹部肌肉松弛造成的。因此，顺产的新妈妈要从分娩当天就开始多补充水分，并食用蔬菜水果来改善便秘。

3.给剖宫产新妈妈的11个小叮咛

刚刚经历完剖宫产手术，你会感觉身体好像已经不是自己的了，很多事情不能自主。没关系，这时候你还在医院里，护士、医生还有家人都会好好照顾你，而你也要积极配合他们哦！

✿ 去枕平卧

术后回到病房的新妈妈需要偏向一侧，去枕平卧。这样做的原因是大多剖宫产选用硬脊膜外腔麻醉方式，术后去枕平卧可以预防头痛；侧卧位时头偏向一侧，还可以预防呕吐物的误吸。

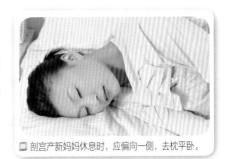

📖 剖宫产新妈妈休息时，应偏向一侧，去枕平卧。

✿ 腹部放置沙袋

有时护士会在新妈妈的腹部放置一个沙袋，这样做是为了减少腹部伤口的渗血。此外，护士会按规定每隔一段时间为新妈妈测量血压、脉搏和体温，查看面色，还会观察小便的颜色、尿量的多少、尿管是否通畅等，并将这些情况记录下来。护士还会定时为新妈妈按摩子宫，观察子宫收缩和阴道流血的情况。

新妈妈咳嗽、恶心、呕吐时应用手压住伤口两侧，以防缝线断裂。翻身的时候，用一手捂住伤口，另一手抓住床边扶拦，利用手部力量翻身（而不是腹部的力量）。

✿ 禁食

剖宫产在术后 6 小时内新妈妈应当禁食，这是因为手术和麻醉药物的影响容易造成呕吐和误吸。同时，分娩后肠道功能受到抑制，肠蠕动减慢，肠腔内有积气，为了减轻肠内胀气，暂时也不应该进食。

✿ 适当补液

在分娩期，准妈妈体内能量和水分消耗很多，产后进食较少，这会使血液黏稠，加之孕期血液呈高凝状，故易形成血栓，诱发肺栓塞。自然分娩后的新妈妈，可以适当补充水分和营养剂；剖宫产的新妈妈由于手术的创伤和麻醉药物的影响，术后不能马上进食，因此在术后 3 天内可适当输液，以补足水分。

❦ 及时哺乳

如果新妈妈打算进行母乳喂养，做完手术进病房后就可以开始了。宝宝饿了，护士会把他抱给新妈妈，新妈妈一定要将这最珍贵的初乳喂给宝宝。让护士指导并帮助你在侧卧位的状态下喂奶，可以像抱橄榄球一样把宝宝夹在腋下喂奶，这样做不仅不会压迫到新妈妈的伤口，宝宝的吸吮还可以促进子宫收缩，减少子宫出血，使伤口尽快复原。

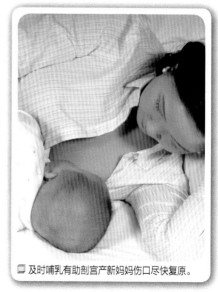

🔲 及时哺乳有助剖宫产新妈妈伤口尽快复原。

❦ 注意阴道出血

剖宫产通常子宫出血较多，但家属也应经常看一下新妈妈的阴道出血量，如远远超过月经量，则应立即通知医生，及时采取止血措施。

❦ 感觉恶心、瘙痒及时告诉医生

剖宫产手术后，新妈妈可能会觉得头重脚轻，甚至还会感到恶心。有时恶心会持续 48 小时，此时医生会用一些药物来减轻新妈妈的不适。

❦ 产后6小时可进食

在剖宫产后肠鸣音恢复前，新妈妈可口服温水或去渣的萝卜汤，以增强肠蠕动。6 小时后，大多剖宫产新妈妈可恢复肠蠕动，这时可适当饮用一些排气类的汤，以促进排气，减少腹胀，同时也可以补充体内的水分。但是，一些容易发酵、产气多的食物，如糖类、黄豆、豆浆、淀粉类食物，一天当中不可多吃，否则腹胀会更加严重。手术后第 2 天才可以吃粥、藕粉等半流质食物。

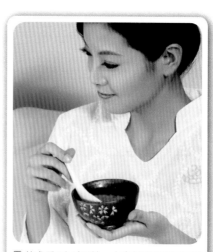

🔲 从术后6小时开始，大多剖宫产妈妈可吃一些汤水类食物。

尽早活动

剖宫产新妈妈腹部的沙袋需放置 8 小时，麻醉效果消退，知觉恢复后，新妈妈应在家人或护士的帮助下进行简单的肢体活动，如改变体位，翻翻身、动动腿；24 小时后应该练习翻身、坐起，并下床慢慢活动；3 天后如果新妈妈感觉体力稍好，应该下床走一走。适当活动能够促进血液循环，使伤口愈合更加迅速。

剖宫产与顺产的生理变化大致相同，但是因为有伤口的缘故，会有更多的不便。剖宫产新妈妈除了排尿、排气与伤口等需要特别的照顾外，其他的生理护理都与顺产相同。

产后顺利排尿有窍门

新妈妈的尿管通常需留置 1~2 天，点滴拔除后 1~2 小时方可拔除尿管；一般可在拔除尿管后 4~8 小时内自己排小便，但是由于腹部伤口疼痛，不敢用力，容易造成排尿困难，遇到这种情况时可以这样做：

■ 摄取足够的水分，避免尿液颜色深黄。

■ 每隔 3~4 小时要排尿 1 次，并注意排尿时是否有灼热或刺痛的感觉，若有，应及时告诉医护人员，以防尿道感染。

预防伤口感染

剖宫产的伤口约在下腹 15 厘米，愈合约需 1 周的时间。肥胖的新妈妈由于皮下脂肪较厚，容易发生伤口感染。

剖宫产伤口的照顾必须遵循 3 个原则：一是保持干爽；二是在伤口没有渗湿或出血时视情况换药；三是由于伤口会疼痛，要特别注意翻身的技巧。

这样做有利于伤口愈合：

■ 第 1 周内不可接触过冷的水，洗脸、洗手均要用温水。

■ 若伤口疼痛，可视情况服用止痛药。

■ 7 天内不可将伤口弄湿，保持伤口干燥，术后用擦澡的方式为佳。

■ 产后须用松紧适当的束腹带。在咳嗽、笑时，用手抚压束腹带，以固定伤口部位。

■ 下床前先围上束腹带，用手的力量将身体移到床边，然后请家人帮忙摇高床头，侧身扶住床缘，先放下一只脚，再放另一只脚，坐5分钟后再下床，家人应在旁适时扶助。

■ 千万不要因为伤口疼痛就不动，应该适当做些恢复运动。

4. 新妈妈应使用专用卫生巾

经调查发现，产后1周左右，50%~80%的新妈妈易产生抑郁症，而引起新妈妈抑郁的一个重要原因是产后伤口太痛。这时期，新妈妈除了要应付持续2~4周的恶露，还要肩负起照料婴儿的责任，而体内激素的变化、分娩时

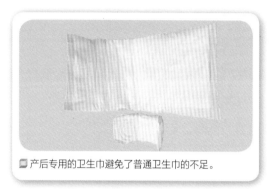

□ 产后专用的卫生巾避免了普通卫生巾的不足。

所承受的恐慌也会使新妈妈的生理、心理处于不稳定状态。使用高品质专用卫生巾可最大程度地减少新妈妈的疼痛，给予脆弱的新妈妈最体贴的舒适呵护。

普通卫生巾是为普通女性设计的，用一般合成纤维制成，由于所含化学成分和杂质多、易起绒毛、摩擦系数大、易脱落、易产生静电，极易对新妈妈敏感的伤口产生刺激，增加新妈妈的疼痛。特别值得注意的是，很多品牌的普通卫生巾并未达到完全无菌的卫生标准，对处于敏感时期的新妈妈来说，易引发感染。

产后专用的卫生巾则可以弥补普通卫生巾的这些不足，其舒适、柔软，能让新妈妈保持清爽，降低感染的概率。因此，新妈妈最好使用专用的卫生巾。

5. 缓解产后宫缩痛的方法

产后宫缩痛是由于产后子宫迅速缩小，子宫收缩引起的阵发性下腹部疼痛。子宫在疼痛时呈强直性收缩。疼痛时可看到下腹部隆起，用手可摸到发硬的子宫。经产妇的宫缩痛比初产妇稍重；分娩过程过快的产妇宫缩痛也较重；生双胎及巨大儿的产妇比正常产妇重。在哺乳时，由于婴儿吸吮乳头，反射性使子宫收缩，

因而收缩力量倍增，疼痛加剧。伴随着子宫收缩时的疼痛，由阴道排出的恶露量也较多。

产后宫缩痛如果不是特别难受，一般不需处理，产后3~4天即会逐渐减轻，直至自行消失。若疼痛剧烈，可采取以下方法缓解疼痛：

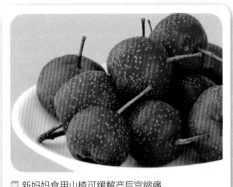

新妈妈食用山楂可缓解产后宫缩痛。

❶ 用热水袋敷下腹部。

❷ 用山楂、红糖煎汤服。

❸ 服用中药生化汤。

❹ 口服止痛药。

❺ 针灸三阴交、足三里、合谷等穴。

若下腹疼痛1周后仍不见好转，应考虑是否存在病理情况。如产后下腹疼痛，伴有子宫复归不良，且恶露淋漓不尽，需进行全面检查，以排除子宫腔内积的血块。

当产后子宫内有胎盘或胎膜残留时，也会发生剧烈的子宫收缩痛，通过收缩以便排除残留胎膜。因此，发生剧烈疼痛时，应请医生检查子宫内是否有残留物。

6.缓解产后会阴疼痛的方法

新妈妈的会阴会时不时地感到疼痛，此时您可以采取下列的方法来缓解疼痛：

冷敷：分娩后立即用冰袋冷敷会阴，以缓解疼痛和肿胀，在产后24小时内每隔几个小时冷敷1次。

热敷：产后24小时后开始，每日3次，每次约20分钟。

麻醉：喷雾式或药膏式局部麻醉剂。

侧卧位：休息时，建议采取侧卧位，或用一个环形垫放在臀下使会阴部高于所卧平面。

穿着宽松：穿着较宽松的衣裤。

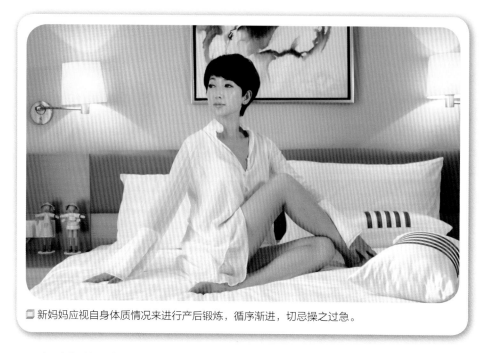

📷 新妈妈应视自身体质情况来进行产后锻炼，循序渐进，切忌操之过急。

适当锻炼： 产后尽量运用盆底肌肉锻炼法，可以刺激局部组织血液循环，以促进伤口愈合并可减少肿胀疼痛。

7. 剖宫产新妈妈的哺乳姿势

对于自然分娩的新妈妈，喂奶姿势是怎么方便怎么来，不过对于剖宫产恢复期的新妈妈来说，哺乳姿势可要讲究了。因为这段时间，你既要给宝宝喂奶又要保护脆弱的手术伤口。

🌸 橄榄球式抱法

宝宝如果衔乳困难，或是喜欢弓背、来回扭动、频繁松开乳房，可以尝试采用橄榄球式抱法喂奶。

橄榄球式抱法可让宝宝腰部自然弯曲，有助于那些习惯于肌肉紧绷的宝宝更好的放松。身体放松了，就能更好地衔乳。橄榄球式抱法的具体步骤如下：

❶ 新妈妈端坐在床上或舒适的扶手椅上，身侧放一个或多个枕头，或在身体和椅子扶手间塞进一个枕头。

❷ 在宝宝身下垫上枕头，顺着喂奶的那边抱起，宝宝的头部高度达到新妈

妈乳房的高度。

❸ 用手托住宝宝的脖子，让他的腿朝下斜置，靠在支持妈妈背部的枕头或椅背上。避免托住宝宝的后脑勺，否则会刺激宝宝弓起身体脱离乳房。确定宝宝没有用脚蹬椅背，那样会导致其弓起背部。

❹ 妈妈用手臂的力量将宝宝拉近自己。宝宝能很好地吸吮时，可以在宝宝和妈妈抱着他的手之间

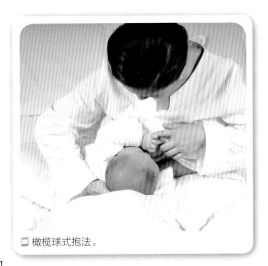

▢ 橄榄球式抱法。

插一个枕头，帮助宝宝保持贴近妈妈的姿势，而妈妈就可以放松向后靠了。妈妈要避免探身前倾到宝宝的上方。

这种姿势对个头小或是早产的宝宝也很有用。用这种抱法，妈妈可以清楚地看到宝宝衔乳的情形，同时妈妈托住宝宝脖子的手可以很好地控制他的头部动作。

🍂 侧卧抱法

侧卧姿势对新妈妈夜间哺乳及午睡哺乳非常适用，但刚开始母乳喂养的时候，侧卧姿势并非最好的选择，因为这个姿势使新妈妈不易于调整宝宝的头部，引导他衔乳。最好在宝宝养成了良好的衔乳习惯之后，再使用侧卧姿势。当然，如果由于身体原因必须躺着喂奶，则另当别论。侧卧抱法的具体步骤如下：

❶ 宝宝和新妈妈面对面侧身躺着。为了让这个姿势更舒服，新妈妈可以在头下放两个枕头，背后放一个，上面的腿下放一个，宝宝背后也塞一个枕头。

❷ 让宝宝面向新妈妈，侧身躺在新妈妈的臂弯里（如果新妈妈还处于剖宫产恢复期，需要有人帮助调整宝宝的位置，使宝宝的嘴巴对上新妈妈的乳头），新妈妈用一只手轻轻抱住宝宝的腰背部。

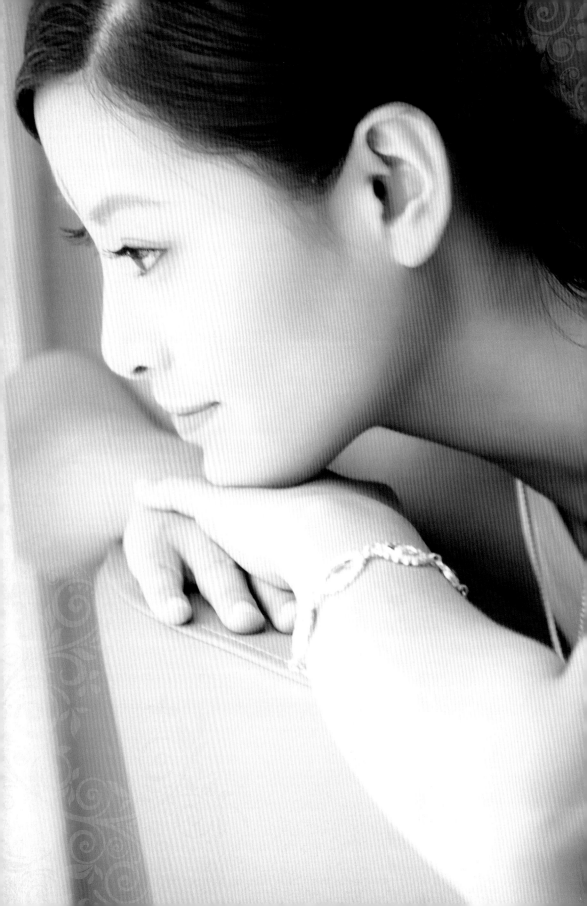

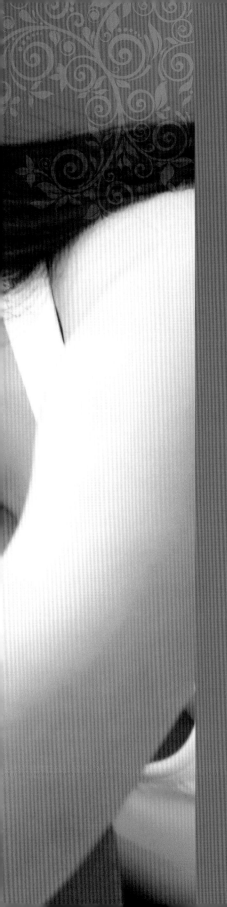

PART 03

New mother 2 week
after production

×

第三章
产后第2周的
体质调养方案

经过上一周的精心调理，新妈妈的伤口已经基本愈合，但
千万不可以疏忽大意。因为新妈妈身体各方面的功能尚未完
全复原，对照顾宝宝还缺乏充足的经验，依然会遇到各种各
样的难题和烦恼。此时，新妈妈要控制好自己的情绪，多学
习和积累育儿方法，并一如既往地坚持科学合理的生活饮食
方式，新爸爸也应给予新妈妈更多的支持和关爱。

第一节 新妈妈本周的中医调养秘籍

1. 子宫下垂

妈妈的子宫可以说是孕育宝宝最大的功臣了，它就相当于宝宝在妈妈肚子里的一个温暖舒适的家。

当宝宝出生后，妈妈虽然很疲惫，但都会一直沉浸在幸福和喜悦之中。而此时气虚体弱的妈妈，身体往往没有心情那么好，由于体内的中气不足，无法束缚子宫，于是子宫就会趁机擅离职守，偏离原来的位置，产生下垂的现象。不过如果能及时提升中气，调理气血，使身体各项机能恢复如初，那么子宫就会乖乖地回到原来的位置上了。

❀ 摩腹法

产后如果子宫恢复得不好，就会出现我们所说的"产后子宫下垂"。经常进行摩腹，刺激腹部穴位，能补中益气，对子宫恢复正常有很好的帮助。

按摩介质：精油、乳液
最佳体位：站位、坐位
术前放松：产后妈妈将适量精油或乳液均匀涂抹于腹部。

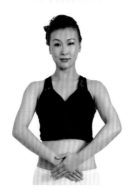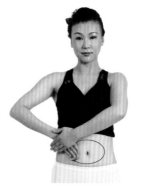

步骤：产后妈妈取站位或坐位。双掌叠放置于小腹前，绕着肚脐逆时针摩至精油或乳液被完全吸收。然后再以顺时针的方向摩腹。

注意事项

浴后拭干皮肤水分后使用，效果更佳。

✿ 刮痧法

刮痧调理已经被越来越多的人验证出了神奇的效果。还有一招治病的良方可供产后妈妈们在日常生活中随时应急，那就是用刮痧板刮拭、点按主要的对应穴位，可以缓解疼痛，消除症状。当然要根除子宫下垂的病症，还要坚持"刮痧通经络，食疗补气血，运动强筋骨，心悦促健康"的方法，进行综合调理。

刮痧介质：刮痧板、橄榄油、甘油
最佳体位：站位、坐位
术前放松：产后妈妈在疼痛部位涂抹橄榄油或甘油，并轻轻揉按。

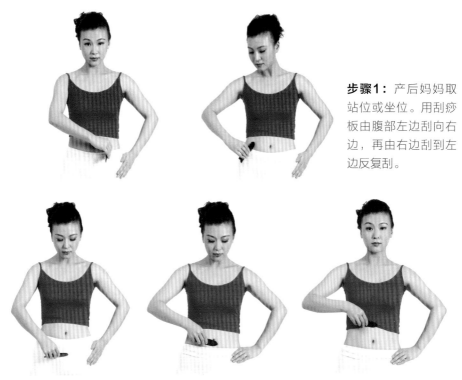

步骤1：产后妈妈取站位或坐位。用刮痧板由腹部左边刮向右边，再由右边刮到左边反复刮。

步骤2：接着再由腹部底部往上刮至胸部。刮至肌肤微红。

注意事项

①力度以产后妈妈能承受的力道为限。
②饱食后或饥饿时不宜刮痧。
③要掌握手法轻重，由上而下顺刮。
④保持肌肤润滑，以免刮伤皮肤。

❁ 灸疗法

子宫下垂，在中医上属于中气下陷范畴，所以治疗的方法特别简单，就是要补中益气。

关元、气海是大补元气之穴，从丹田出发，使气升而有根；子宫为奇穴，水道、归来也为补气之穴，二者与子宫相距较近，从局部补子宫之气。诸穴同灸，艾灸温窜之力同时入腹，再寒的腹腔、再虚弱的腹腔，经此大补一通，也会恢复元气，寒气自然乖乖出局啦。而百会能提升人体中气，可以恢复身体各项机能，改善子宫下垂的症状。

选穴汇总：百会穴　关元穴　气海穴　子宫穴　归来穴　水道穴

简单找穴法

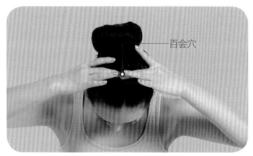

百会穴： 在头顶正中线与两耳尖连线的交点处。位居巅顶，是百脉之会，为各经脉气汇聚之处。穴性属阳，又于阳中寓阴，故能通达阴阳脉络，入络于脑，既通脑络之阳，又能助邪外出，又能升陷下之中气。

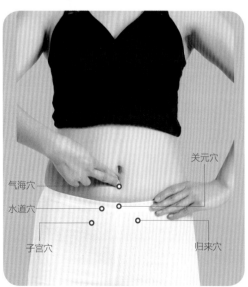

关元穴： 在下腹部，前正中线上，当脐中下3寸。大补元气之穴，从丹田出发，使气升而有根。

气海穴： 在下腹部，前正中线上，当脐中下1.5寸。大补元气之穴，从丹田出发，使气升而有根。

子宫穴： 在下腹部，当脐中下4寸，中极旁开3寸。调经止带，理气和血，升提下陷。

归来穴： 在下腹部，当脐中下4寸，距前正中线2寸。大补元气之穴。

水道穴： 在下腹部，当脐中下3寸，距前正中线2寸。大补元气之穴。

灸疗法一：
悬灸 ◢

艾灸器材：艾条
最佳体位：坐位

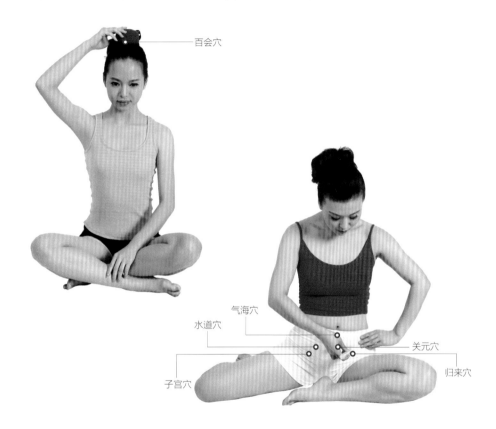

百会穴

气海穴
水道穴
关元穴
子宫穴
归来穴

步骤： 取坐位。将艾条的一端点燃，正对艾灸百会穴、关元穴、气海穴、子宫穴、归来穴、水道穴，与穴位局部皮肤成90°，距皮肤2~3厘米。每次10~20分钟。

注意事项

①艾灸时，热度以能耐受的最大热感为佳。
②对于体虚、局部知觉迟钝的妈妈，操作时可将中、食两指分开，置于施灸部位的两侧，这样可以通过手指的感觉来测知穴位局部的受热程度，以便随时调节施灸的距离，防止烫伤。

灸疗法二：
盒灸

艾灸器材：艾灸盒、艾炷、艾条
最佳体位：坐位、卧位

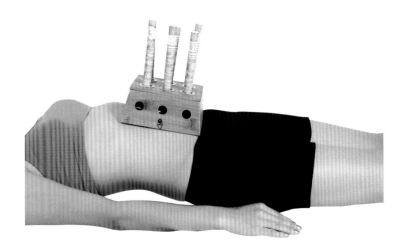

步骤： 取卧位。将艾炷插入艾灸盒内固定支架点燃。调节出风口，以控制温度的高低。最后将灸盒置入保温袋中，用松紧带固定上述穴位上。每次施灸15~30分钟，每天1次，10天为1灸程。

注意事项

①如有条件者，可以用随身灸器同时温灸上述穴位。
②温灸后半小时内不要用冷水洗手或洗澡。
③温灸后要多喝温开水（绝对不能喝冷水或冰水）。
④饭后1个小时内不宜温灸。

✿ 中药包热敷

中药包的制作和使用方法 ◢

配方：人参30克，生黄芪30克，当归（酒洗）30克，炒白术15克，川芎（酒洗）9克，升麻0.3克。

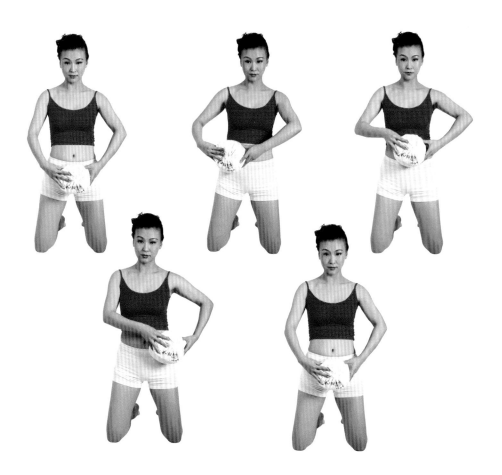

步骤1： 将中药磨粉。入锅干炒。炒热后，加入250毫升醋再炒，炒至醋完全吸入药中。

步骤2： 把炒好的药分别放入40厘米×30厘米的两个棉布袋中。

步骤3： 每次使用前将药袋上笼蒸15分钟，或微波炉加热15分钟，即成。

步骤4： 用干毛巾包裹药包，使其不烫皮肤。

步骤5： 产后妈妈取跪位或站位。将药包先后放在腹部的上下左右各个部位。当药包慢慢冷却时，逐层拿掉包裹的毛巾。一般每天热敷40分钟左右。药袋可反复使用10天左右。

2. 产后抑郁

有资料显示，平均每 10 位甚至更少的产后妈妈中，就会有一位有产后情绪和焦虑障碍。有人说在当今社会，产后抑郁是分娩后的最大并发症，这一点也不夸张。

产后抑郁症也叫产后忧郁症，是妈妈们在生完孩子之后由于生理和心理因素造成的抑郁症，症状有紧张、疑虑、内疚、恐惧等，极少数严重的会有绝望、离家出走、伤害孩子或自杀的想法和行动。

怀孕生子本身是一件非常令人期待和欣喜的事情，不应该让乐极生悲来捣毁这一切。

为了把悲观与绝望从我们的生活中剔除，做一个快乐自信的妈妈，不仅身体需要调养，心理的调整也很重要。

✿ 产后身心调整大过天

宝宝出生了，这带给产后妈妈的不仅仅是喜悦。在孩子出生后的这些天里，你将体验到从欣喜到愉快，再到伤心，甚至到郁闷的种种情绪。想把这些情绪发泄出来，却找不到出口。因为跟老公唠叨得不到回应，跟婆婆唠叨又不敢，跟孩子说又听不懂，于是乎，只能把气装进肚子里，久而久之，心情就越来越低落，情绪也越来越异常了。因此，只有及时了解自己的心理变化，并不断调整，才能用愉悦的心情去享受天伦之乐。

● 身心的转换

很多新妈妈产后有气虚血亏的现象，那是因为在孕育胎儿时，耗费了太多的母血，造成了气虚体弱，随后元气也跟着亏损。元气不足，脏腑器官得不到滋养，心性就难以控制，易怒、易喜、易悲，这些情绪的产生，对我们的身心健康极为不利，而且还会引发抑郁症。

因此，身心的调整与转换很重要。补足元气，养好身体，吃嘛嘛香。身体好了，情绪才能稳定，疾病才能被消除。

● 角色的调整

一个女人在生下宝宝后，就升级当妈妈了。对于很多女性而言，当妈妈首先应该是一件幸福的事，而后也是一件心酸的事。幸福在于拥有了属于自己爱的结晶，从此我们可以陪着他一起成长，一起经历。看他哭，看他笑，然后陪着他一起闹。

可是一个小孩由最初的哭哭啼啼，到后面的活蹦乱跳，再到后来成为一个有思想、有头脑的人，这期间，需要花费父母多少的心血，也许只有已为人父母的人才能体会得更深，所以做一个母亲并非易事。

当孩子还小时，还没有能力让你看到他活泼可爱的一面，他爱哭，爱闹，爱折磨人。而很多新妈妈由于之前对照顾小孩没有足够的认识，过于乐观或者过于悲观，以至于无法应对照顾小孩时出现的种种问题，就会出现烦躁、抑郁、焦虑等情绪。因此树立正确的意识，掌握科学的方法很重要，这样既能把小孩照顾好，也不至于让自己操劳过度。

● 夫妻关系

生完小孩后，很多新妈妈往往会碰到一个尴尬又很难应对的问题，那就是夫妻生活遇到了障碍，表现出没兴趣、不积极、冷淡的状况。究其原因，一是孩子是父母爱的结晶，在这个结晶瓜熟蒂落以后，很多女性往往会将所有的精力和注意力放在孩子身上，从而忽略了丈夫的需求。二是十月怀胎，经过了那么长时间的冷却，性欲要想重新被唤起，需要一定的时间。三是很多产后妈妈对自己身材发生的巨大变化一时之间还难以释怀，无法坦然地将自己的不完美在爱人面前展露无遗。种种原因，造成了产后夫妻生活的不和谐。

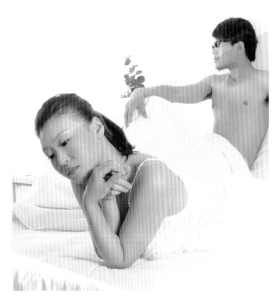

其实，产后妈妈对夫妻生活产生抗拒，很多是源于心理上的抗拒，然后才是身体上的抗拒，要解决这些，需要一个过程。夫妻双方不妨坦诚相待，各自敞开

心扉，把自己的顾虑、自己的感受说与对方，这样不仅能消除隔阂，还能让彼此更了解对方，尊重对方，珍惜对方。另外，到一个风景优美的地方散散心，放松一下，也是一个不错的方法，这样有助于重拾以前的美好回忆，重拾美满的夫妻生活。

● **婆媳相处之道**

自古以来中国的婆媳关系就像一个既复杂又深邃的旋涡，从反面看，她们相互撕扯，是一种敌对的关系；从正面看，她们相互搀扶，是一种互助的关系。近年来，电视上关于婆媳题材的影视剧不胜枚举，看了让人感慨万千。

婆婆和媳妇，刚好是出生在两个时代，拥有两种思想，坚持两种观念的人，这样的两种人碰到一起，摩擦误会肯定是少不了的。但是，正是因为有摩擦，才能生热，感情才会有升温的机会，所以产后妈妈没必要过分惧怕。人与人之间的相处，无非是要彼此关心，彼此照顾，彼此尊重。人心都是肉长的，感情也都是慢慢培养的，只要方法得当，再加上有个老公懂得在两边左右逢源，那么家庭就会呈现出一派其乐融融的画面了。

● **容貌与智慧并举**

生完小孩后，很多产后妈妈对于产后肥胖、妊娠纹、黄褐斑等都是深恶痛绝的，特别对于比较爱美的妈妈来说，这些现象往往能狠狠地打击到她们的自信心，进而产生恐惧和忧愁的心理，这样，很容易就被抑郁症盯上。

在古代，女人视生孩子为天职，而且她们一般也很难有机会展示自己的身材，所以并没有把身材看得很重。可是现在的女性就不一样了，她们活跃在各种场合中如鱼得水，而且对美的要求也越来越高了，所以要完全忽视自己的身材和容貌还是很难做到的。要平衡容貌和智慧这两者之间的关系，首先要知道什么对自己来说是最重要的，只有分清了主次，才能采取正确的态度，把七分精力留给家庭，用三分热情养护身材和容貌，这样才不会本末倒置。

❀ **按摩法**

抑郁症的治疗不能单纯依赖药物,因为药物或多或少都会对人体产生副作用。妈妈们平时可以多按摩膻中、行间、肝俞这几个穴位，能改善肝郁气结，调节情志，使人身心愉悦。快乐是治疗抑郁最好的药。

选穴汇总：膻中穴　行间穴　肝俞穴

简单找穴法

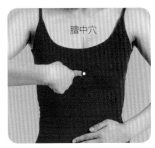

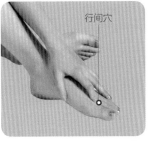

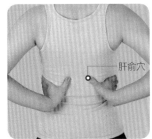

膻中穴：两乳头连接线与人体中线交接处。

行间穴：位于人体的足背侧，大脚趾、次趾合缝后方赤白肉分界处凹陷中，稍微靠大脚趾边缘。

肝俞穴：背部两肩胛骨连线的中点是第7胸椎棘突下的至阳穴，往下数两个突起下旁开两指处即是肝俞穴。

按摩手法：
点按

最佳体位：站位、坐位

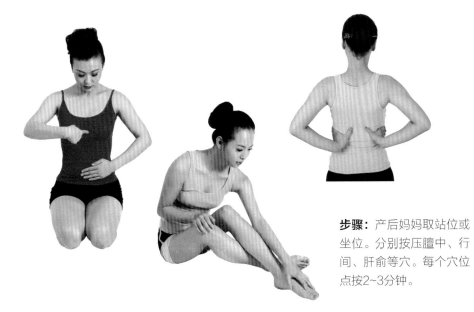

步骤：产后妈妈取站位或坐位。分别按压膻中、行间、肝俞等穴。每个穴位点按2~3分钟。

❋ 灸疗法

　　产后抑郁，如果去了医院，医生或许会跟您讲，这是焦虑。阳气充足时，人会神采奕奕，活力十足。所以治疗产后抑郁，应从温阳开始。神阙、关元、膏肓，都是温阳要穴；抑郁，本属情志疾病，与肝相关，肝又属厥阴经，故取厥阴俞，温补肝阳，使阳气得升，湿气得化。

　　选穴汇总： 神阙穴　厥阴俞穴　膏肓穴　关元穴

简单找穴法

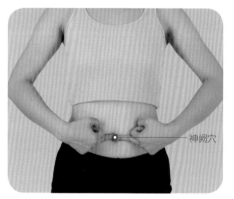

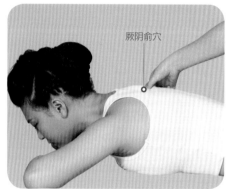

神阙穴： 肚脐眼即为神阙穴。位于脐正中处，为任脉之要穴，具有温阳益气、补肾健脾的功效。

厥阴俞穴： 低头时，项部隆起处起，向下数第4个突起下旁两指。温补肝阳，使阳气得升，湿气得化。

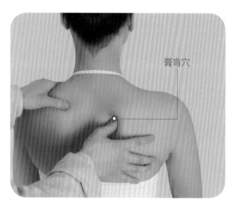

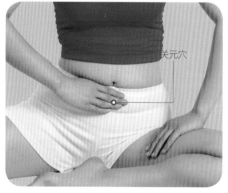

膏肓穴： 厥阴俞旁开两指。温阳要穴。

关元穴： 在肚脐下方四指距离处。温阳益气。

灸疗法：
乌梅饼灸 ◢

艾灸器材：乌梅、艾炷
最佳体位：俯卧位、仰卧位
最佳体位：取大个乌梅3个，将每个乌梅一分为二，压成饼状。

步骤1：产后妈妈先取仰卧位，施灸者将乌梅饼置于神阙、关元穴上，再将艾炷置于乌梅饼上，点燃艾炷，使燃端与乌梅饼成90°，直接灸。

步骤2：艾灸膏肓及厥阴俞穴时，产后妈妈取俯卧位。施灸者将乌梅饼置于厥阴俞、膏肓穴上，点燃艾炷，使燃端与乌梅饼成90°，直接灸。以局部潮红为度，一般每次灸5~10壮，每天1次，10天为1灸程。

注意事项

①艾炷燃至将尽，但未至底部时，及时更换艾炷。
②若需减轻疼痛，可在该穴周围轻轻拍打，以减轻疼痛。
③若灸处皮肤呈黄褐色，可涂一点冰片油以防起泡。
④另艾炷的熄灭一定要彻底。

小贴士

　　乌梅，味酸，性平，归肝、脾、肺、大肠经。用乌梅做成药饼在穴位上灸，能上敛肺气，下涩大肠，入胃又能生津，对心情的平复有不错的效果。
　　其灸法跟吴茱萸饼灸大致相同，只是药材成分不同罢了。

第二节 新妈妈本周的饮食调养秘籍

1. 本周进补任务：补血养气、护肾固腰

新妈妈产后常会出现腰酸背痛的症状，建议食用麻油腰花，以减轻腰酸背痛等不适。杜仲性温味甘，是疏筋骨和强肾的药材，在炒麻油腰花时可以加入杜仲，以提高效用。本周适合新妈妈食用的还有以下食物：

银耳：富含膳食纤维的减肥佳品，可滋阴补肾，且帮助妈妈预防产后便秘。

西芹：富含膳食纤维，常食可有效预防妈妈产后便秘。

牛蒡：清除体内垃圾，改善血液循环，促进新陈代谢，被誉为大自然的最佳清血剂。

猪腰：有强化肾脏、促进新陈代谢、恢复子宫机能、治疗腰酸背痛的作用。

黑豆：含有丰富的植物性蛋白质及维生素 A、维生素 C、B 族维生素，对脚气、水肿、腹部和身体肌肉松弛者有改善功效。

芝麻：芝麻富含蛋白质、脂肪、钙、铁、维生素 E 等营养素，在制作新妈妈食品时，使用适量的芝麻可改善和提高膳食的营养质量。

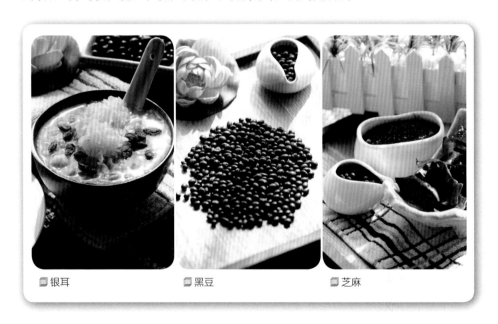

🔲 银耳　　　　　　🔲 黑豆　　　　　　🔲 芝麻

2. 本周的饮食原则：细软、流质、多样化

产后饮食虽有讲究，但忌口不宜过，荤素搭配是很重要的。进食的品种越丰富，营养就越平衡和全面。除了明确对身体无益和吃后可能会过敏的食物外，新妈妈的食物品种应尽量丰富多样。

新妈妈的饭要煮得软一点儿，少吃油炸的食物，少吃坚硬带壳的食物。这是因为新妈妈产后由于体力透支，很多人会有牙齿松动的情况，过硬的食物一方面对牙齿不好，另一方面不利于消化吸收。

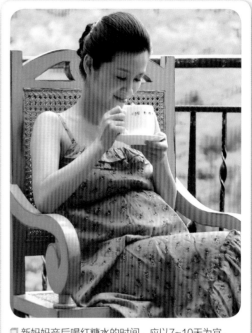

新妈妈产后喝红糖水的时间，应以7~10天为宜。

乳汁的分泌是新妈妈产后水分需求量增加的原因之一，此外，新妈妈出汗较多，体表的水分挥发也大于平时。因此，新妈妈饮食中的水分可以多一点儿，如多喝汤、牛奶、粥等。

3. 对症进补，精挑食材

每个新妈妈可能出现的问题不一样，需要补充的营养也不一样。可以根据自身的需要，选择适当的食材来进行食补。

缓解腰酸背痛的食物： 猪腰可强化肾脏，促进新陈代谢，恢复子宫功能，治疗腰酸背痛。

改善产后虚弱的食物： 海参是零胆固醇食品，蛋白质高，适合产后虚弱、消瘦乏力、肾虚水肿及黄疸者食用。虾、鱼子酱对需要哺乳的新妈妈而言是最好的食物，不仅可以开胃，还有增加气力、补充体力的作用，产后体力不佳的

新妈妈应多食用。糯米性味甘、平，能补中益气，产后食用可帮助恢复元气。鲑鱼能补虚劳、健脾胃、暖胃和中，适合新妈妈服用。鸡肉具有补虚益气的功效，能补充体力，促进血液循环，对贫血和虚冷症的新妈妈特别有效。

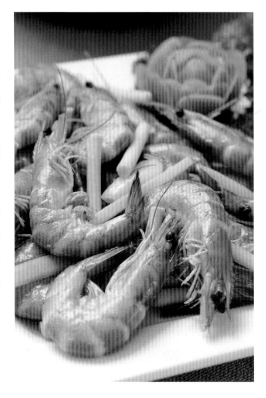

使眼睛明亮的食物：胡萝卜是一种很好的蔬菜，其含胡萝卜素、维生素A、维生素C、B族维生素，血压低、贫血、容易疲劳、眼睛不好的新妈妈要多吃。猪肝中含有丰富的维生素A、维生素C、B族维生素，能使眼睛变得明亮。

可缓解产后抑郁的食物：干贝具有稳定情绪的作用。猪心有宁心安神之功效。金针菇中铁的含量是菠菜的数倍，还含大量膳食纤维，既可以促进新陈代谢，又有镇静的作用。

能促进食欲的食物：鸡胗具有促进胃液分泌、帮助消化的作用，胃胀无食欲的新妈妈应多吃。

改善肌肉松弛的食物：黑豆含有丰富的植物性蛋白质及维生素A、维生素C、B族维生素，对腹部和身体肌肉松弛者有改善。

通乳的食物：猪蹄能补血通乳，可治疗产后缺乳症。红豆能健脾利湿、散血解毒，适用于产后缺乳，并有恢复身材的作用。百合有补虚润肺、镇咳止血、宁心安神、美肌催乳等作用。

预防便秘的食物：西芹富含膳食纤维，多吃可预防新妈妈便秘。

强健骨骼的食物：芝麻含钙高，多吃可预防钙质的流失及便秘。

4. 荤素搭配，均衡饮食

从营养学的角度来看，不同食品所含的营养成分及量是不同的，而人体需要的营养是多方面的，如果偏食则会导致某些营养缺乏。

错误的习俗是：月子里大吃鸡、鱼、蛋，忽视其他食物的摄入。产后新妈妈由于身体恢复及哺乳的需要，食用产热高的肉类食物是应该的，但蛋白质、脂肪及糖类的代谢必须要有其他营养元素的参与，如果新妈妈一味地偏食肉类食物，会导致营养不足。

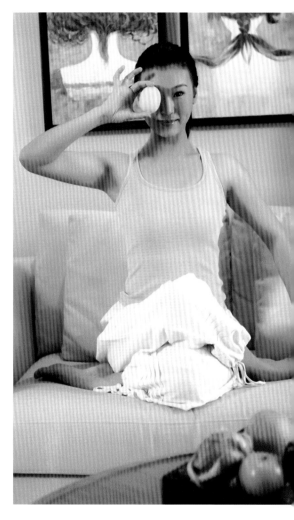

从消化吸收的角度来看，过量地食用荤食妨碍胃肠蠕动，不利于消化，会导致食欲降低。素食中除含有肉类食物不具有或少有的营养外，一般多含纤维素，能促进胃肠蠕动、消化，防止便秘。因此，新妈妈饮食应该荤素搭配，既有利于营养摄入，又能促进食欲，还可防止疾病发生。

5. 最佳菜品推荐

孕妈妈的身体经历过很多疼痛和创伤，所以无论何时都不要忘记关怀和犒劳自己，特别是在这一人生最为重要的时期，新妈妈及其家人快来学习制作不但能满足新妈妈的身体需求，亦能满足口腹之欲的精美菜肴吧！

麻油猪腰

【材料】

新鲜猪腰1具，带皮老姜4~5片，米酒水70毫升。

【调料】

黑芝麻油（麻油）25毫升。

【做法】

①将猪腰用米酒水擦干后切开成两半，把里面的白色尿腺剔除，在清洗干净的腰子表面斜切成约3厘米宽的鱼鳃形花刀。

②老姜先用黑芝麻油炒香，使其成浅褐色，放入猪腰，用大火快炒，再倒入米酒水煮开，关火，盛起趁热吃。（加少量食盐或不加食盐。）

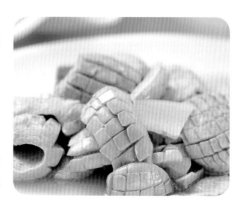

【营养解析】

■猪腰富含蛋白质、脂肪和维生素B$_1$、维生素B$_2$、磷、铁，可缓解腰酸痛，消水肿。

此菜可以帮助子宫收缩，促进新陈代谢。

山药当归牡蛎煲

【材料】

牡蛎100克，鲜山药250克，冬笋净肉100克，当归15克，姜25克。

【调料】

食盐适量。

【做法】

①将牡蛎取肉，用温水洗净。

②鲜山药去皮洗净，切成薄片；冬笋切成与山药片大小一致的薄片；当归放入清水中浸泡1小时。

③把山药片、笋片一并放入瓦罐中，再将当归连同水一并倒入，放姜、食盐，中火煲1小时后放入牡蛎肉，中火继续煲15分钟即可。

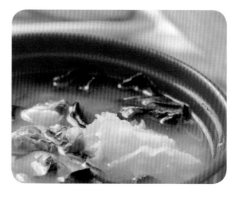

【营养解析】

■牡蛎具有滋阴补虚的作用，山药可健脾养胃，当归能养血，三者结合烹饪，有助于新妈妈产后精气的复原，也可使母乳喂养的新生儿有营养保证。

■山药当归牡蛎煲能润肠通便，预防产后便秘。

【材料】

猪腰150克，黑木耳15克，笋片20克，姜片、葱段各适量。

【调料】

高汤500毫升，食盐、料酒各少许。

【做法】

①将猪腰切成两半，除去腰臊，洗净，切成兰花片，清水泡一会儿。

②将猪腰片、黑木耳、笋片放入锅中加料酒煮熟后捞出，放在碗内。将高汤入锅烧开后加入食盐、葱段、姜片倒入汤碗即可。

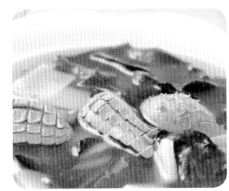

腰花黑木耳汤

【营养解析】

■黑木耳是营养丰富的食用菌，含糖类、蛋白质、脂肪、氨基酸、维生素和矿物质，能洗涤胃肠和帮助消化；富含多糖胶体，有良好的清理肠胃作用，并能抗凝血、降血压。

■猪腰富含蛋白质、脂肪和维生素B_1、维生素B_2、磷、铁，可缓解腰酸痛，消水肿。

此汤有养胃、润肺、补益功效，对肺、胃、肾诸内脏有很好的滋补作用。

【材料】

黑芝麻30克，大米100克。

【做法】

黑芝麻碾细，加大米同煮为粥，分早晚空腹食用。

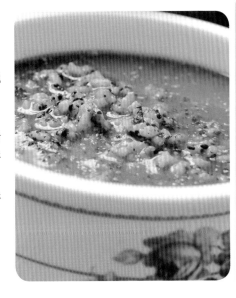

黑芝麻粥

【营养解析】

■具有滋补五脏、润肠通便的功效，对产后气血耗损、津亏肠燥所致的大便干结疗效颇佳。

■营养丰富，有助于产妇调养身体，并能促进乳汁分泌。

第三节 新妈妈本周必学的产褥操

　　都说月子里稍有不注意的地方就会落下病根，因此产后的调养是新妈妈所密切关注的事情。此外，新妈妈产后要面对的主要问题，就是如何让身体全面而快速的恢复。想要恢复和调养两手抓，那么运动是必不可少的。如果新妈妈在产后的 10 天一切正常，就可以做下面的运动啦。

1.呼气、吸气运动：
促进血液循环

建议练习时间：产后第1~2周
难度指数：★
练习次数：每天3~5次

功效：
有助于锻炼腰部肌肉，促进全身血液循环，排出体内毒素。

请跟我一起练

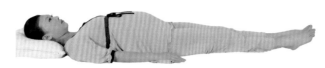

步骤1：仰卧平躺，双脚并拢，双手自然放在身体两侧，掌心向下。吸气，腹部向上隆起。

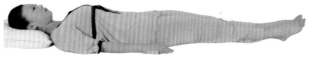

步骤2：呼气，腹部向下内收，保持自然的呼吸。

2.缩阴运动:
促进阴道的恢复 ◢

建议练习时间:产后第1~2周

难度指数:★

练习次数:每天3~5次

功效:
有助于锻炼盆底肌,改善阴道松弛
状况,促进阴道恢复。

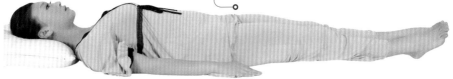

✖ 请跟我一起练

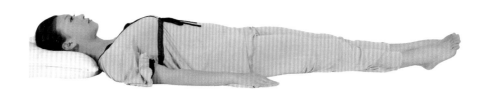

步骤: 仰卧平躺,双手自然放在身体两侧,掌心向下。吸气时,将会阴收缩,呼
气时放松。保持自然的呼吸,重复做会阴的收缩练习3~5次。

3.伸腿运动：
预防腿部水肿

建议练习时间：产后第1~2周

难度指数：★

练习次数：每天2~3次

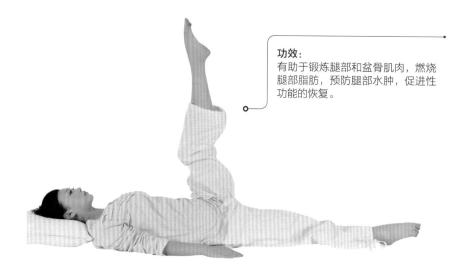

功效：
有助于锻炼腿部和盆骨肌肉，燃烧腿部脂肪，预防腿部水肿，促进性功能的恢复。

请跟我一起练

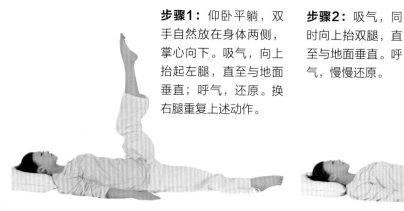

步骤1： 仰卧平躺，双手自然放在身体两侧，掌心向下。吸气，向上抬起左腿，直至与地面垂直；呼气，还原。换右腿重复上述动作。

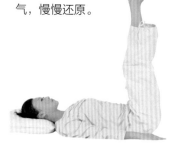

步骤2： 吸气，同时向上抬双腿，直至与地面垂直。呼气，慢慢还原。

4.抬腰运动：
促进骨盆恢复

建议练习时间：产后第1~2周

难度指数：★★

练习次数：每天2~3次

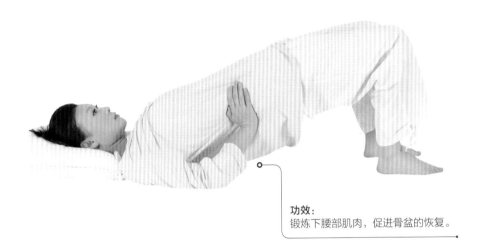

功效：
锻炼下腰部肌肉，促进骨盆的恢复。

请跟我一起练

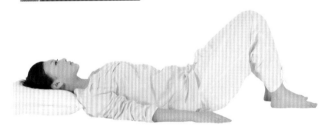

步骤1：仰卧平躺，双脚打开与肩同宽，向上屈双膝，双手自然放在身体两侧，掌心向下。

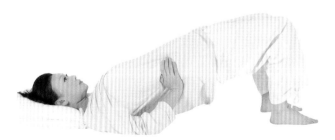

步骤2：吸气，屈肘，双手托住后腰，向上抬起臀部，尽量向上顶髋直至背部离地，保持自然的呼吸，中间深呼吸3~5次，呼气后慢慢地恢复原位。

5.旋转腰部：
预防子宫后倾

建议练习时间：产后第1~2周

难度指数：★

练习次数：每天2~3次

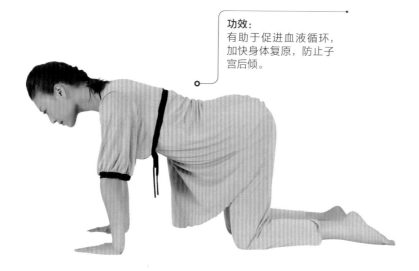

功效：
有助于促进血液循环，加快身体复原，防止子宫后倾。

请跟我一起练

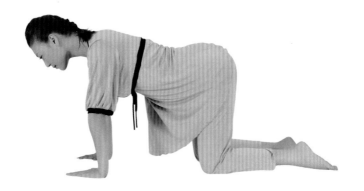

步骤： 呈四角板凳状跪立，双手与双膝打开与肩同宽，手臂、大腿与地面垂直。保持自然的呼吸，将臀部向左右扭动，感觉侧腰的伸展和收缩。

6.全身运动：
加强骨盆力量

建议练习时间：产后第10天

难度指数：★★

练习次数：每天2~3次

功效：
拉伸背肌和脊柱，消除背部僵硬和疲劳，使脊柱更富有弹性。加强骨盆区域的支撑力，有效预防骨盆倾斜。活动臀部和大腿的肌肉群，紧致下半身曲线。

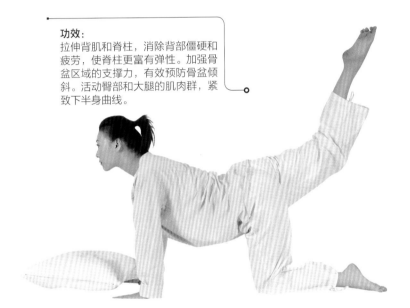

请跟我一起练

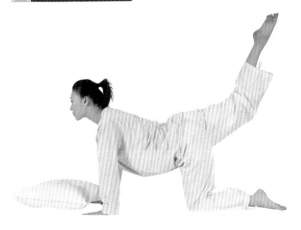

步骤： 呈四角板凳状跪立，双手与双膝打开与肩同宽，手臂、大腿与地面垂直。两膝分开，肩肘呈垂直。吸气，抬头塌腰，同时向后蹬出右腿，向上抬高。注意：不要向上翻转你的髋骨，保持髋和地面平行。呼气，还原放松。两腿交替进行。

第四节 本周月子生活小细节

1. 妊高征新妈妈的保健方法

因妊高征的各种症状而苦恼的新妈妈，在分娩后会倍感轻松，因为血压下降，水肿也很快消退，尿蛋白也消失了。但是，偶尔也会有新妈妈不仅症状没有改变，反而产后得了妊高征。从妊娠初期就出现高血压、尿蛋白、水肿等症状，且症状持续到分娩。症状比较重的新妈妈，产后水肿很快消退，但尿蛋白总下不去，血压也降不下去。一旦新妈妈感觉异常，应及时告知医生，尽早彻底治疗，以免留下后遗症。

2. 乳房的清洁卫生

哺乳妈妈的乳房，是宝宝的"粮袋"。乳汁的多少常与妈妈的饮食、睡眠、休息和精神状态有关。除了养成科学的作息规律之外，宝宝的"粮袋"还需要额外的呵护。

■ 经常用温开水清洗乳头。

■ 禁止用香皂清洗乳房。哺乳期新妈妈若经常使用香皂擦洗乳房，不仅对乳房保健毫无益处，还会因乳房局部防御能力下降、乳头干裂而导致细菌感染。如果迫不得已需要用香皂或酒精清洗消毒，则必须尽快用清水冲洗干净。

■ 喂奶后要清洗乳房，以防宝宝鼻咽处的细菌侵袭，引起乳腺炎。清洗完毕后涂上润肤乳液，轻轻按摩，可增加乳汁分泌。

■ 每一次喂奶前后要注意进行乳房护理，用清洁的植物油涂在乳头上，使乳头的痂垢变软，再用温水擦洗乳房、乳头及乳晕。这样做是为了彻底清除乳头内深藏的污垢和细菌，防止引起新生儿胃肠道感染。

■ 新妈妈不要留长指甲，因指甲缝易存污垢，易弄脏乳房，还易划伤婴儿的皮肤。

■ 喂奶前要洗净双手。

3. 新妈妈内衣选择的小技巧

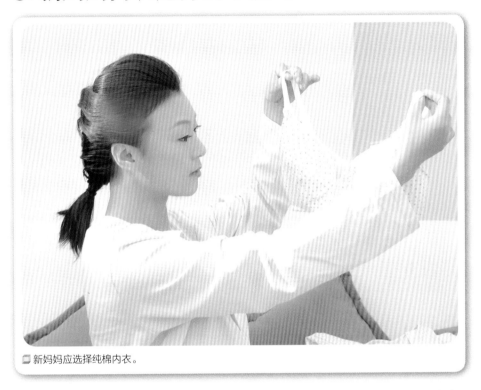

新妈妈应选择纯棉内衣。

新妈妈的生理状况较为特殊——毛孔呈开放状态，易出汗，又要喂养小宝宝。因此应选择吸汗、透气性好、无刺激性的纯棉布内衣裤，避免选用化纤类内衣，且衣裤宜宽大舒适，不要过于紧身，每日应更换内衣裤。

胸罩能支持、扶托乳房，保护乳头免受擦伤和碰痛，避免乳房下垂，减轻运动时乳房受到的震动，有利于乳房的血液循环。对新妈妈来讲，舒适的胸罩不仅能使乳汁增多，还可避免乳汁瘀积而得乳腺炎。

产后新妈妈的乳房大小会和以往有所差别，应根据乳房实际大小选择胸罩的大小和杯罩形状，并要求吊带有一定拉力，能将乳房向上托起。产后乳腺导管呈开放状，为了避免堵塞乳腺导管，应选择透气性好的纯棉布料胸罩，可以选择在胸前有开口的喂奶衫或专为哺乳设计的胸罩。

4. 产后腹泻是怎么一回事?

产后新妈妈出现大便溏泻或像水一样的症状, 即产后腹泻。这是由于产褥期饮食失去节制, 或者感受寒湿、热湿、脾胃受到影响或平素脾肾虚弱, 产劳伤气等造成的。无论是急性腹泻还是慢性腹泻, 都应尽可能地查明原因, 然后针对病因积极治疗。同时, 注意饮食宜忌, 区别类型而对症调理。

要防止产后腹泻, 新妈妈产后应食用容易消化的清淡食物, 等体力恢复、食欲好转时, 才能吃富含营养的食物。同时要注意饮食卫生, 不吃过于寒凉或辛辣的食物。同时新妈妈还要注意锻炼身体, 增强体质, 防止受寒。对于脾胃虚寒的新妈妈, 应及时食用温补脾胃的食物进行调理。

湿(风寒)型腹泻者宜吃温中散寒、祛风化湿的食品, 忌吃生冷油腻性寒黏糯之物; 湿热(暑湿)型腹泻者宜吃清热化湿之物, 忌吃黏糯滋油腻食品。

5. 月子里的刷牙方法

在传统观念根深蒂固的地方, 流传着一种说法:"生一个孩子掉一颗牙。"不少老人也对新妈妈说, 生完孩子一个月内不能刷牙, 否则将来牙齿会早早脱落。其实, 掉牙齿和生孩子之间并没有因果关系。不过需要强调的是, 月子期内新妈妈身体比较虚弱, 新陈代谢正处于调整阶段, 对寒冷的刺激比较敏感, 因此刷牙漱口与平时不一样, 要注意讲究方法。

刷牙前要用温水将牙刷泡软。每天早上起床和晚上临睡前各刷牙 1 次, 用餐后要漱口。饭后漱口和晚上刷牙后不要吃东西, 尤其是不要吃甜食。

产后 3 天内最好用指刷法。指刷有活血通络、坚齿固

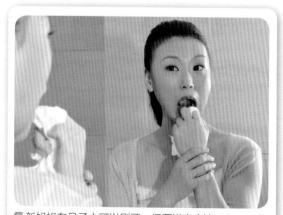
新妈妈在月子中可以刷牙, 但要讲究方法。

牙、避免牙齿松动的作用。具体操作方法：将一手食指洗净，或用干净纱布缠住食指，将牙膏挤于指上，犹如使用牙刷一样来回上下揩拭牙齿，然后用食指按摩牙龈数遍。

刷牙时不能"横冲直撞"。不要横刷，要用竖刷法，顺序应是上牙从上往下刷，下牙从下往上刷，咬合面上下来回刷，而且里里外外都要刷到，这样才能保持牙齿的清洁。

用中草药水煎液或水浸泡以后，用药液漱口。如用陈皮6克、细辛1克，加沸水浸泡，待温后去渣含漱，能治口臭及牙龈肿痛。

6. 月子里的洗澡方法

传统观念认为，新妈妈坐月子就应该老老实实躺在床上。因为新妈妈在分娩后全身皮肤的毛孔和盆骨骨缝都呈现张开的状态，如果在月子里洗澡，风寒就会侵袭体内，并滞留于肌肉和关节中，导致周身气血凝滞、流通不畅，年轻时还好，年纪大了就会出现月经不调、身体关节和肌肉疼痛等状况，所以月子里千万不能洗澡。

其实，新妈妈可以在月子里洗澡。因为新妈妈不仅会大量排汗，污染皮

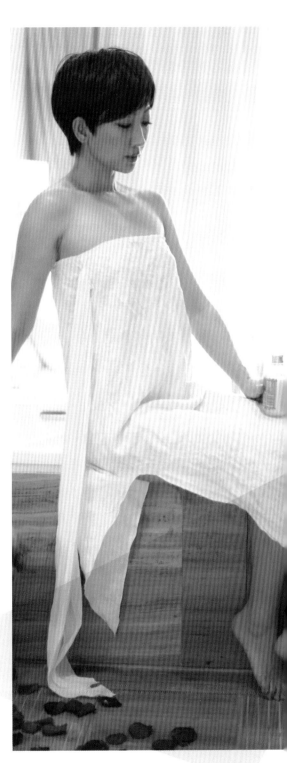

肤，同时下身产生的恶露及溢出的乳汁也都会使皮肤变得很脏。长时间不洗澡，一方面会散发出很难闻的气味，另一方面皮肤黏膜上积累的大量病菌会乘虚而入，引起毛囊炎、子宫内膜炎、乳腺炎等，甚至发生败血症，而洗澡就是解决这些问题的基本方法。因此，月子里及时洗澡对新妈妈的健康十分有益。不过，不论是擦浴或淋浴，都要注意以下几点：

❶ 洗澡时间

夏天产后 3 天便可擦浴，冬天宜在 1 周后再擦洗。如果产后会阴部无伤口，疲劳已基本消除，在产后 1 周即可淋浴。如果会阴切口大或裂伤严重，或腹部有刀口，则须等到伤口愈合后才能淋浴，在此期间可以进行擦浴。

洗浴时间不宜过长，5~10 分钟即可。建议刚开始淋浴时需有家属陪伴，以便在需要时得到家人及时的帮助。注意饥饿时不要淋浴。

❷ 洗澡方式

新妈妈洗澡时一定要洗淋浴，切不可盆浴，以免污水进入产道引起感染。如果身体比较虚弱，不能胜任站立洗淋浴，可采取擦洗或坐位淋浴的办法。身体状况好的新妈妈，可在家人的帮助下于家中的卫生间洗淋浴。如果是剖宫产者或行会阴侧切者，则应待体力恢复、伤口愈合后方可洗淋浴，一般可先行擦洗。

❸ 室温和水温

新妈妈气血虚弱、抵抗力差，易受邪气侵害，所以产后洗澡应特别注意寒温得当，严防风、寒、暑、热乘虚侵入，做到"冬防寒，夏防暑，春秋防风"。

洗澡的时候，室温注意不能太低或太高，夏季一般室温就可以，冬季以 36~38℃较为适宜。水温也要合适，夏天水温相当于体温，37℃左右即可，不能因贪凉而用凉水冲澡，否则易患月经不调、身痛等疾病。冬天水温应当高一些，一般在 45℃左右，但也不宜过高，因温度过高，室内弥漫大量的水蒸气，容易使人缺氧，引起头晕、恶心、站立不稳等症状，新妈妈身体本来就虚弱，更容易发生此类症状。

❹ 洗澡后不宜吹风以免受凉

洗澡后应及时把身子、头发擦干，穿好御寒衣服才能走出浴室。头发最好用干毛巾包一下，因湿发在水分挥发时会带走大量热量，头部血管受到冷刺激会骤然收缩，引起产后的头痛病，因此新妈妈要保护好头部，避免吹风着凉。

洗澡后即使浑身有热感，也不能暴露在风口之下，或吹电扇、开空调，否则风寒之邪会乘浴后开放的毛孔入侵肌肤，引起关节炎等疾病。

❺ 洗澡后不宜马上入睡

浴后若头发未干，不可把头发扎起，更不可立即枕着湿发入睡，否则湿邪易侵袭头部而引起头痛病。

在饥饿或者饱食后不宜立即洗澡；洗后如有饥饿感应吃点东西，以补充耗损的气血。

总之，产后洗澡只要谨慎遵守上述的注意事项，便可确保新妈妈的清洁及健康。

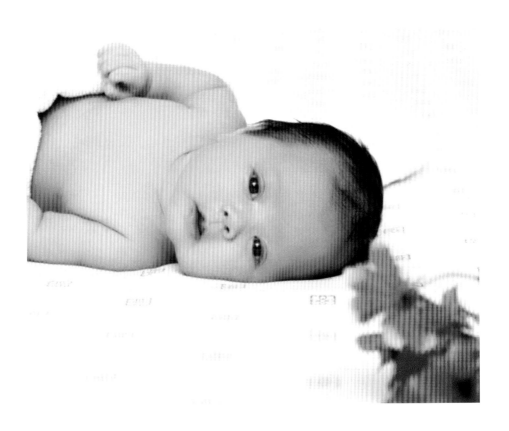

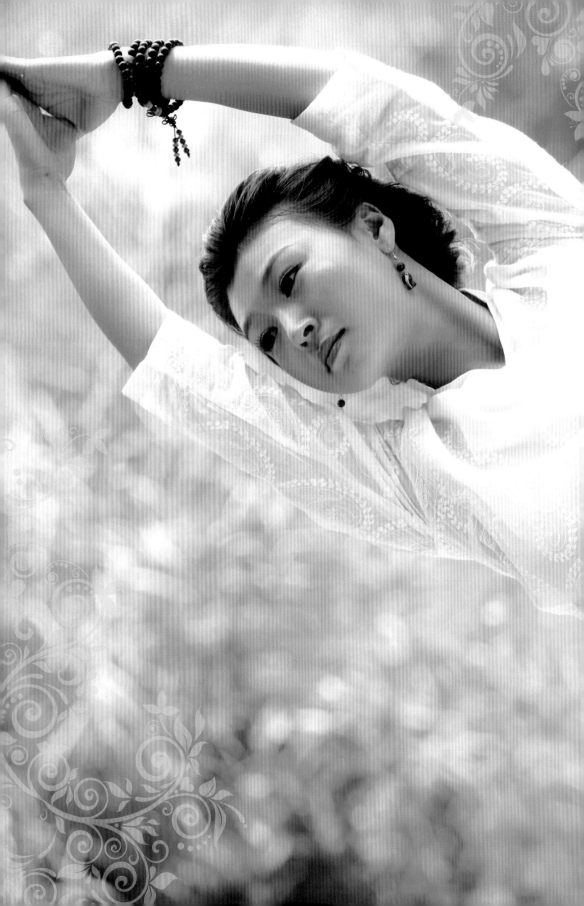

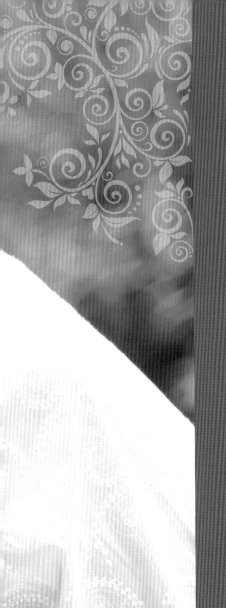

PART 04

New mother 3 week
after production

×

第四章
产后第3周的
体质调养方案

经过前两周角色的初步适应和身体的基本调理，进入第3周，新妈咪的身体已经有了较好的恢复，下床活动的时间也开始多了起来，这时可以做些力所能及的事，不过还是要多注意休息，多吃滋补食物以分泌充足的乳汁，既确保自己顺利度过月子的后半期，同时也给宝宝提供丰富的营养。

第一节 新妈妈本周的中医调养秘籍

1. 产后头痛

　　头痛就像牙痛，不是大病，但发作时疼痛难忍，让人寝食不安。就像有根针在使劲钻入脑袋里去，让人坐立不安。产后妈妈在孕育胎儿的过程中，往往会消耗掉大量的肾气，损伤到肾精。精如果不能及时生成血的话，会导致气血空虚，而头脑长时间得不到气血的濡养和润泽，就会"不荣则痛"。这种头痛主要表现为隐隐作痛，虽然不剧烈，但比较持久，通常伴有面色黯淡、头晕、乏力、腰膝酸软等症状。

　　产后妈妈们忙于照顾婴儿，往往起居不慎，受风，受凉，致使风邪入侵，导致身体气血运行受阻，从而造成了头痛。正所谓痛则不通，通则不痛。这种头痛占产后头痛之最，症状主要表现为头部冷痛，受凉风吹就会加重，得到热敷就会减轻一些。

　　疼痛会让很多人痛苦抓狂，所以那些烦琐的治疗方法并不实用，像艾灸、按摩这些能随时随地进行，且安全有效的方法，确实是产后妈妈解决头痛顽症的首选疗法。

✿ 灸疗法

　　这几个穴位最好请老公帮忙哦。如果老公太忙，其他的亲人也应该多多关心我们的产后妈妈。只有将妈妈照顾好了，宝宝才会好！妈妈身体不好，心情烦躁，就会引起宝宝哭闹等一系列的连锁反应。那不如抽点时间给妈妈艾灸。

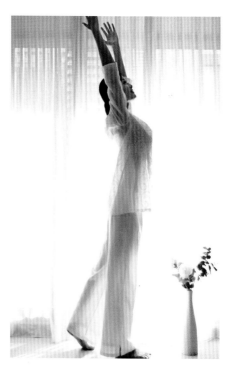

以下诸穴合用，祛外风之标，补肾精亏虚之本。

选穴汇总：风池穴　百会穴　印堂穴　太阳穴　足三里穴

简单找穴法

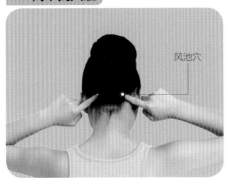

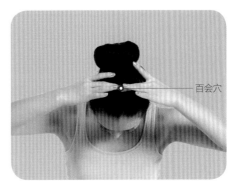

风池穴：用手摸到颈部两条大筋外缘的陷窝，在发际的凹陷处，与耳垂齐平。<u>少阳经穴，脉气通于偏头部，是风邪蓄积之所，配合太阳，能疏风祛邪，清利头目。</u>

百会穴：正坐。举双手，虎口张开，大拇指指尖触碰耳尖，掌心向头，四指朝上，双手中指在头顶正中相碰触所在的穴位即是。位居巅顶，是百脉之会，为各经脉气汇聚之处。<u>穴性属阳，又于阳中寓阴，故能通达阴阳脉络，入络于脑，既通脑络之阳，又能助邪外出，还能升陷下之中气。</u>

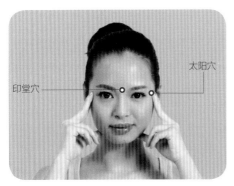

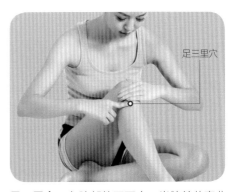

印堂穴：印堂穴位于人体的面部，两眉头连线中点即是。位居前额，<u>能温通前额阳气，散前额寒邪，疏风以通脑络。</u>

太阳穴：由眉梢到耳朵之间大约 1/3 的地方，用手触摸最凹陷处就是太阳穴。<u>给大脑以良性刺激，能够解除疲劳、振奋精神、止痛醒脑。</u>

足三里穴：在膝部的正下方，当膝关节弯曲成直角时，膝盖骨下方凹陷处下四指即是。<u>能益气养阴，托毒外出。</u>

灸疗法一：
悬灸

最佳体位：坐位

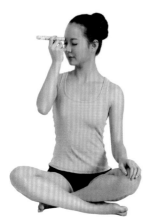

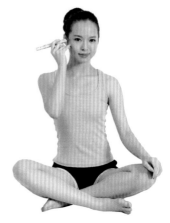

步骤1：灸印堂穴。产后妈妈取坐位。将艾条的一端点燃，正对印堂穴，与穴位局部皮肤成90°，距皮肤2~3厘米。每次10~20分钟。

步骤2：灸太阳穴。产后妈妈取坐位。将艾条的一端点燃，正对太阳穴，与穴位局部皮肤成90°，距皮肤2~3厘米。每次10~20分钟。

步骤3：灸足三里穴。产后妈妈取坐位。将艾条的一端点燃，正对足三里穴，与穴位局部皮肤成90°，距皮肤2~3厘米。每次10~20分钟。

注意事项

①自我施灸时，最好对着镜子进行灸治，以免艾条灼烧自己皮肤。

②艾灸时，热度以能耐受的最大热感为佳。

③对于体虚、局部知觉迟钝的妈妈，操作时可将中、食两指分开，置于施灸部位的两侧，这样可以通过手指的感觉来测知穴位局部的受热程度，以便随时调节施灸的距离，防止烫伤。

灸疗法二：
火龙灸

艾灸器材：火龙灸器、艾炷
最佳体位：坐位

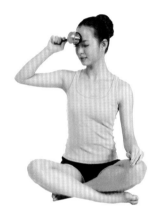

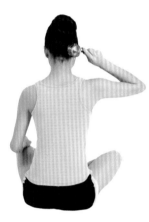

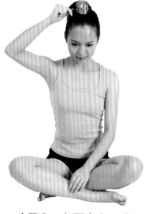

步骤1： 灸印堂穴。产后妈妈取坐位。将艾炷插入仪器中点燃，然后盖上盖子，正对印堂穴，贴于穴位上。每次10~20分钟。

步骤2： 灸风池穴。产后妈妈取坐位。将艾炷插入仪器中点燃，然后盖上盖子，正对风池穴，贴于穴位上。每次10~20分钟。

步骤3： 灸百会穴。产后妈妈取坐位。将艾炷插入仪器中点燃，然后盖上盖子，正对百会穴，贴于穴位上。每次10~20分钟。

步骤4： 灸太阳穴。产后妈妈取坐位。将艾炷插入仪器中点燃，然后盖上盖子，正对太阳穴，贴于穴位上。每次10~20分钟。

步骤5： 灸足三里穴。产后妈妈取坐位。将艾炷插入仪器中点燃，然后盖上盖子，正对足三里穴，贴于穴位上。每次10~20分钟。

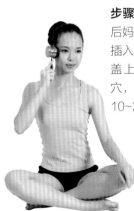

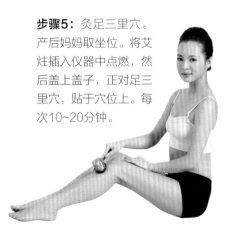

灸疗法三：
随身灸

艾灸器材：随身灸器、艾炷
最佳体位：坐位

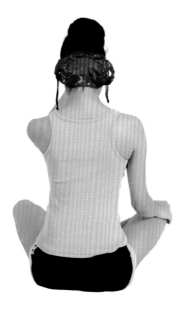 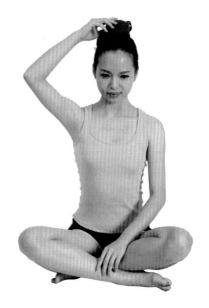

步骤1：灸风池穴。产后妈妈取坐位。将艾炷插入艾灸盒内固定支架点燃。调节出风口，以控制温度的高低。最后将灸盒置入保温袋中，用松紧带固定在风池穴位上。每次施灸15~30分钟，每天1次，10天为1灸程。

步骤2：灸百会穴。产后妈妈取坐位。将艾炷插入艾灸盒内固定支架点燃。调节出风口，以控制温度的高低。最后将灸盒置入保温袋中，用松紧带固定在百会穴位上。每次施灸15~30分钟，每天1次，10天为1灸程。

注意事项

①也可以每周施灸1~2次。
②温灸后半小时内不要用冷水洗手或洗澡。
③温灸后要多喝温开水（绝对不能喝冷水或冰水）。
④饭后1个小时内不宜温灸。

✿ 按摩法

头是诸阳之会，百脉所通，人的各种心理、生理变化都有可能引起头痛，而按摩头面部的穴位来治疗头痛是一种标本兼治的有效方法。

以下诸穴合用，祛外风之标，补肾精亏虚之本。

选穴汇总：太阳穴　百会穴　印堂穴　风池穴

简单找穴法

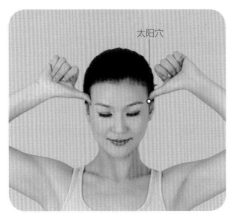

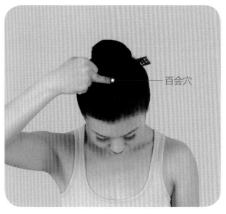

太阳穴：由眉梢到耳朵之间大约 1/3 的地方，用手触摸最凹陷处就是太阳穴。

百会穴：正坐。举双手，虎口张开，大拇指指尖触碰耳尖，掌心向头，四指朝上，双手中指在头顶正中相碰触所在的穴位即是。

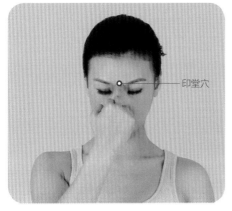

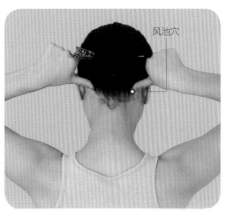

印堂穴：位于人体的面部，两眉头连线中点即是。

风池穴：手摸到颈部两条大筋外缘的陷窝，在发际的凹陷处，与耳垂齐平。

按摩法：
点按 ◢

最佳体位：坐位

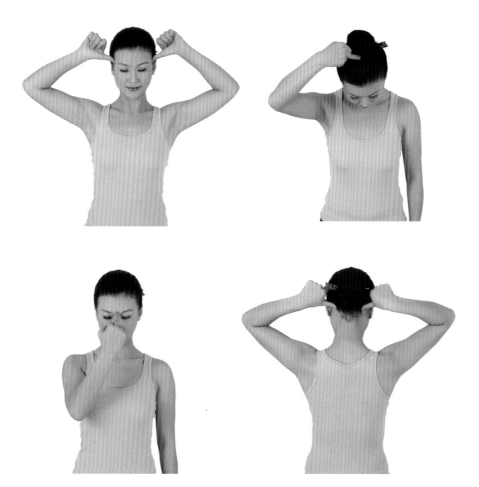

步骤： 产后妈妈取坐位。分别按压太阳、百会、印堂、风池等穴。

注意事项

①每个穴位点按2~3分钟。
②点穴时应使局部有酸胀感、麻木感。

✿ 穴位贴敷

清代医学家徐大椿曾说："汤药不足浸病……使药性从毛孔而入其腠理，通经活络，或提而出之，或攻而散之，较服药尤为有力。"

这说明穴位贴敷较其他疗法，有一定的优势。那么人为什么会头痛呢？原因就是我们的脑袋出了问题，生病了，而且这个病的性质还比较复杂，既有虚证又有实证。产后妈妈的头痛，主要是因其分娩之后肾脏异常疲惫，血脉也很空虚，这种情况下，脑部自然得不到好的养护，加上照顾宝宝起居不慎，感染了风寒湿邪。因此在治疗时，我们首先应当祛风、散寒、除湿；其次是补肾益精，益气养血。

选穴汇总：足三里穴　三阴交穴　合谷穴　悬钟穴　涌泉穴

所取穴中，悬钟能益精填髓；涌泉能滋阴补肾，充养脑髓；合谷、足三里能健脾和胃，补益气血；三阴交为三阴经交会的处所，既补脾，柔肝，滋肾，又能活子宫之血，祛子宫之瘀。诸穴合用，标本共治。

简单找穴法

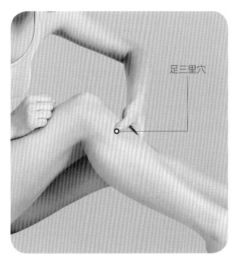

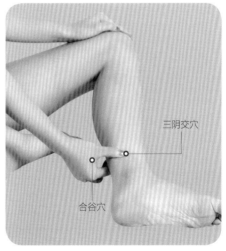

足三里穴： 在膝部的正下方，当膝关节弯曲成直角时，膝盖骨下方凹陷处下四指即是。

三阴交穴： 小腿内侧，脚踝骨的最高点往上3寸处（自己的手横着放，约四根手指的宽度）。

合谷穴： 把单手的拇指和食指合拢，合谷穴就在肌肉的最高处。

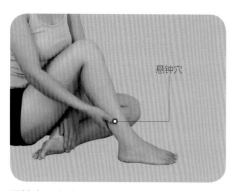

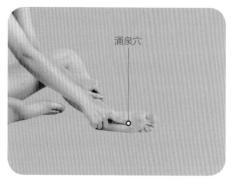

悬钟穴：在小腿外侧腓骨前缘，外脚踝的高点上3寸的小凹陷处即是。

涌泉穴：足底前掌人字纹的顶端。

穴位贴的制作和使用方法

配方：附子15克，肉桂15克，吴茱萸15克，细辛9克，生麻黄9克。

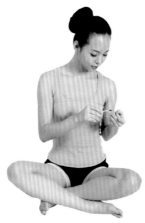

步骤1：将上述药材放一起研成细末，拌匀。
步骤2：用老的生姜榨汁调和成膏状，干湿适度，捏成1厘米×1厘米×0.5厘米的药饼。
步骤3：将药饼放在4厘米×3厘米的三伏贴胶布上，分别贴于上述穴位。贴敷时间以1~2小时为宜。隔日1次，痊愈为止。

注意事项

①有的产后妈妈因皮肤敏感，不能忍受灼热感，可以提前取下。
②贴敷期间切忌用冷水洗澡，忌食生冷酸辣食物。
③若产后妈妈贴敷期间疼痛难以忍受，可以以烧灼感消失为下一次贴敷时间。
④贴敷后穴位局部会有色素沉着，甚至是斑痕，所以妈妈们在贴之前，一定要考虑对斑痕的承受能力，如果不能接受，就尽量不要贴在暴露于衣服外的部位，如头面、手臂、腿等。
⑤为减轻斑痕，贴的时间可以短一些，但疗效相对也会差一些。
⑥有毛发的地方因为无法黏附，也不能贴敷。

❈ 中药包热敷

中药包热敷对产后妈妈的益处：产后妈妈头痛，生病的部位在脑部，病性属虚实夹杂。我们选用羌活、防风、苍术、川芎这些药材来祛风通络，再加上白芷和细辛，因为白芷和细辛既能驱散身体表面的寒气，又能温经止痛。最后用甘草调和这些药材即可。

中药包的制作和使用方法 ◢◢

配方：粗盐200克，羌活30克，防风30克，苍术20克，白芷20克，川芎20克，细辛9克，甘草9克。

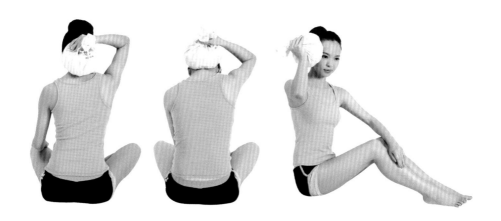

步骤1：将中药磨粉，入锅干炒。炒热后，加入250毫升醋再炒，炒至醋完全吸入药中。
步骤2：把炒好的药分别放入20厘米×30厘米的两个棉布袋中。
步骤3：每次使用前将药袋上笼蒸15分钟，或微波炉加热15分钟，即成。
步骤4：用干毛巾包裹药包，使其不烫皮肤。
步骤5：产后妈妈将药包先后放在大椎、风池、天柱、太阳等穴上。
步骤6：当药包慢慢冷却时，逐层拿掉包裹的毛巾。每天热敷40分钟左右。药袋可反复使用10天左右。

注意事项

风池、天柱二穴靠得很近，做1次敷即可。

2. 恶露不止

妈妈分娩后就会有大量恶露流出，恶露是指分娩时，羊水、血液以及胎盘组织剥离物的混合体。恶露的持续时间一般是 42 天，大约 4 周，这段时间内，妈妈身体非常虚弱和敏感。分娩时，由于胎儿压迫会阴部，以及医生助产时在会阴部的操作，导致产后会阴部常会发生充血和水肿，并且为了防止生产时产道出现撕裂伤，一般都会进行会阴侧切的小手术，使伤口更加疼痛不已。

这段时间内如果护理不当，不注意清洁卫生，非常容易出现产后感染，影响身体的健康，并会给今后的生活带来诸多的烦恼。

产后恶露不绝、恶露不净是指产后 3 周以上时，阴道依然会出血。常见于三种情况：

❶ 组织物残留，因妊娠月份较大，或子宫畸形、子宫肌瘤等原因，也可能是因为手术操作者技术不熟练，致使妊娠组织物未完全清除，导致部分组织物残留于宫腔内。此时除了恶露不净，还会出血不止，量时多时少，内夹血块，并伴有阵阵腹痛。

❷ 宫腔感染，可能因分娩后洗盆浴，或卫生巾不洁，或分娩后不久即行房事，也可因手术操作者消毒不严密等原因致使宫腔感染。此时恶露有臭味，腹部有压痛，并伴有发热，查血象可见白细胞总数升高。

❸ 宫缩乏力，可因分娩后未能很好休息，或平素身体虚弱多病，或手术时间过长，耗伤气血，致使宫缩乏力，恶露不绝。

由于症状表现不一，治疗也不尽相同，故应及时去医院请医生查找恶露不净的病因，并针对病因进行治疗。

✿ 中药方

● 气虚型

产后恶露过期不止，量多，色淡红，质稀，无臭味，精神倦怠，四肢无力，气短懒言，小腹空坠，面色苍白，舌淡，苔薄白，脉缓弱。

药方： 人参、黄芪、甘草、当归、陈皮、升麻、柴胡、白术、阿胶、艾叶、益母草各15克。一起煎服。若恶露不止又伴有腰酸肢软、头晕耳鸣的，可以加菟丝子10克、金樱子10克、川断5克、巴戟天10克，一起煎服。

● **血热型**

产后恶露过期不止，量较多，色深红，质稠黏，气臭秽，口燥咽干，面色潮红，舌红，苔少，脉细数无力。

药方：生地15克、熟地15克、牛膝10克、猪苓10克、泽泻5克、黄檗10克、知母10克、绿豆15克、龙胆草15克、车前子15克、益母草15克、七叶一枝花10克、贯众10克。一起煎服。

● **血瘀型**

产后恶露过期不止，淋漓量少，色黯有块，小腹疼痛拒按，块下痛减，舌紫黯，或有瘀点，脉弦涩。

药方：当归15克、川芎10克、桃仁15克、炮姜15克、炙甘草15克、益母草15克、炒蒲黄10克。一起煎服。若恶露不止，气虚明显，小腹有空坠感，则可加入党参与黄芪一起煎服，若恶露异味大，并且患者口干咽燥，则可加马齿苋15克、蒲公英10克，一起煎服。

❀ 食疗

● **生化汤**

备料：当归、桃仁各15克，川芎6克，黑姜10克，甘草3克，粳米100克，红糖适量。

做法：粳米淘洗干净，用清水浸泡30分钟，备用。用当归、桃仁、川芎、黑姜、甘草和水以1∶10的比例共同煎煮。所有原料用小火煮30分钟，取汁去渣。将药汁和淘洗干净的粳米熬煮为稀粥，调入红糖即可，温热服用。

营养功效：这款生化汤具有活血散热功效，可缓解产后血瘀腹痛，恶露不净，对于脸色青白、四肢不温的虚弱妈妈，有很好的调养温补的功效。只有妈妈身体恢复得好，宝宝的成长才有保证。

特别提醒：此汤对于产后手脚发凉的虚弱妈妈有很好的调养温补作用。

3.宫颈炎

宫颈是保护子宫的"屏障"，是防止病原体侵入宫腔的重要关卡，一旦失守，很容易染上宫颈炎。生产完后老往厕所跑的妈妈们注意啦，小心别被宫颈炎盯上了，不然可不只是跑厕所这么简单了，瘙痒腹痛会如影随形，一旦病变，到时候就后悔莫及了。

所以，想要远离宫颈炎，就要用对方法。只有当我们把炎症一一化解了，子宫才能健健康康，生活才能轻轻松松。

🌸 中药包热敷

中药包制作和使用方法 ◢

配方：野菊花20克，苍术20克，苦参20克，艾叶20克，贯众20克，蛇床子20克，百部10克，黄檗10克。

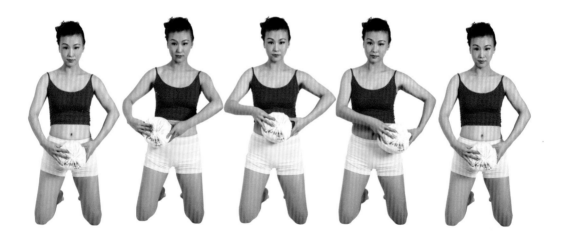

步骤1： 将中药磨粉。入锅干炒。炒热后，加入250毫升醋再炒，炒至醋完全吸入药中。
步骤2： 把炒好的药分别放入40厘米×30厘米的两个棉布袋中。
步骤3： 每次使用前将药袋上笼蒸15分钟，或微波炉加热15分钟，即成。
步骤4： 用干毛巾包裹药包，使其不烫皮肤。
步骤5： 产后妈妈取跪位或站位。将药包先后放在腹部的上下左右各个部位。当药包慢慢冷却时，逐层拿掉包裹的毛巾。一般每天热敷40分钟左右。药袋可反复使用10天左右。

✿ 灸疗法

宫颈炎，中医以为气虚、阳虚，水湿不能化气，聚而生热，成湿热之形，所以中医治疗以益气温阳、化湿除热为法。

穴取关元、天枢、气海即为益气温阳之理。胞门、归来、水道为大补元气之穴。子宫，为经外奇穴，从子宫的本身温补，疗效更佳。诸穴同灸，艾灸温窜之力同时入腹，温补腹腔，恢复元气，湿气热气就被化解了。

选穴汇总： **子宫穴　关元穴　气海穴　胞门　归来穴　水道穴　天枢穴**

简单找穴法

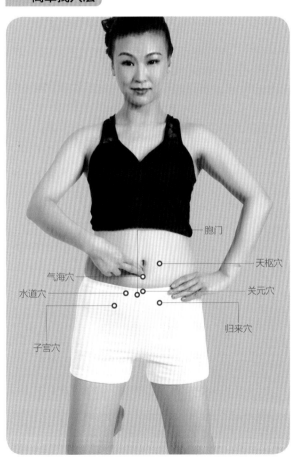

胞门
天枢穴
气海穴
水道穴
关元穴
归来穴
子宫穴

子宫穴： 在下腹部，当脐中下4寸，中极旁开3寸。调经止带，理气和血，升提下陷。

关元穴： 在下腹部，前正中线上，当脐中下3寸。大补元气之穴，从丹田出发，使气升而有根。

气海穴： 在下腹部，前正中线上，当脐中下1.5寸。大补元气之穴，从丹田出发，使气升而有根。

胞门： 在下腹部，当脐中下3寸，前正中线旁开0.5寸。益气温阳。

归来穴： 在下腹部，当脐中下4寸，距前正中线2寸。益气温阳。

水道穴： 在下腹部，当脐中下3寸，距前正中线2寸。大补元气之穴。

天枢穴： 天枢位于腹中部，距脐中2寸。大补元气之穴。

灸疗法一：
六孔艾灸盒灸

艾灸器材：六孔艾灸盒、六根艾条
最佳体位：仰卧位

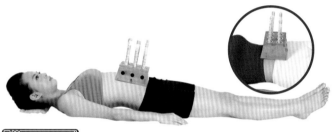

步骤：产后妈妈取仰卧位。将艾条点燃后分别插入艾灸盒孔中。然后将艾灸盒放在腹部上。每次盒灸1小时，每天1次。

注意事项

①需注意的是，艾灸过程中，灸盒会变烫，届时可用毛巾裹着艾灸盒。
②艾灸结束后，艾条的熄灭一定要彻底。

灸疗法二：
悬灸

艾灸器材：艾条
最佳体位：坐位

步骤：取坐位。将艾条的一端点燃，正对艾灸关元穴、气海穴、子宫穴、胞门、归来穴、天枢穴、水道穴，与穴位局部皮肤成90°，距皮肤2~3厘米。每次10~20分钟。

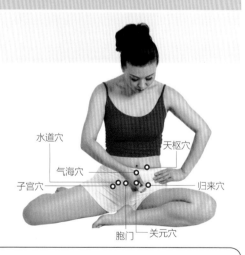

水道穴　天枢穴
气海穴
子宫穴　归来穴
胞门　关元穴

注意事项

①艾灸时，热度以能耐受的最大热感为佳。
②对于体虚、局部知觉迟钝的妈妈，操作时可将中、食两指分开，置于施灸部位的两侧，这样可以通过手指的感觉来测知穴位局部的受热程度，以便随时调节施灸的距离，防止烫伤。

✤ 中药熏蒸

用中药熏蒸来治疗宫颈炎是一个循序渐进的过程，产后妈妈不要过于心急，立竿见影并不现实,润物细无声才最好,这才符合中医天人合一、循序渐进的内涵。

中药包的制作和使用方法 ◢

配方：五灵脂30克，当归30克，桃仁30克，红花30克，川芎20克，丹皮20克，乌药20克，枳壳20克，延胡索10克，白芍10克，白芷10克，赤芍20克。
器材： 熏蒸袋
最佳体位： 坐位

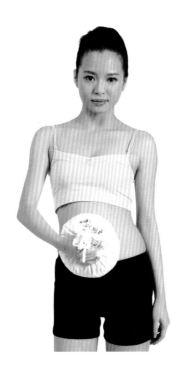

步骤1： 将中药材装入布袋，然后放入蒸发器中。
步骤2： 先预热5~10分钟后把衣服脱掉，然后再坐到熏蒸袋里。熏蒸的时间不宜过长，每次最多30分钟。

注意事项

①饥饿、过度疲劳、饮食之后都不宜进行熏蒸。
②体质虚弱，有开放性创口和患有感染性等疾病的妈妈也不宜进行熏蒸。
③经期不宜熏蒸。
④有条件的妈妈不妨试试折叠中药熏蒸床，效果更佳。

第二节 新妈妈本周的饮食调养秘籍

1. 进入最佳进补时期

新妈妈坐月子进入第3周后，恶露已基本排尽，此时是进补的最佳时机。

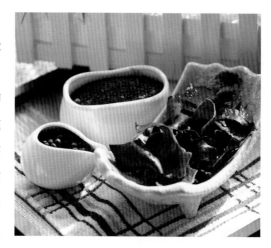

在产后的前两周里，新妈妈的内脏尚未回缩完全，疲劳感也未完全消失，此时如果吃下太多养分高的食物，肠道无法完全吸收，反而会造成"虚不受补"的现象。原本吸收能力强、身体肥胖的新妈妈，立刻进补容易造成产后肥胖症；原本瘦弱的新妈妈会因无法吸收食物养分而发生腹泻，导致更瘦弱，或因无力代谢，很可能会被体内不正常的细胞吸收，产生异常现象，如子宫肌瘤、卵巢瘤、乳房纤维瘤或脑下垂体瘤等。所以，月子期的饮食最重要的是阶段性进补，按照产后身体的恢复情况进补：第1周主要以代谢、排毒、开胃为主，第2周以收缩盆底肌肉及子宫复原（补血）为主，到了第3周才开始真正的滋养进补。

2. 本周可以开始进补中医药膳

新妈妈可以根据自己的体质，用中药进行调养，以增强体质。以下这些中药材适合产后体质虚弱的新妈妈在饮食中添加。在应用药膳进补前，最好咨询一下中医并进行相关检查，因为中药的性能、功效及适应证各不相同，应辨证进补，根据体质对症用药。

莲子。莲子是一种药食两用的佳品。新妈妈出现的心烦心悸、失眠多梦等症状时，都可以通过服用莲子来改善。另外，对于胃肠虚寒引起的大便多、泻下清稀症也很适用，但便秘者要慎用，因为莲子具有收涩的作用，所以在产后恶露未净之前最好少吃，产后第三周以后可适当食用。

三七。中药书籍记载：三七有活血止血、化瘀止痛的作用，常用于人体各种出血症，如吐血、便血、崩漏等；各种瘀滞疼痛、跌打损伤，尤其长于止痛。云南白药的主要成分是三七粉。据药理实验：三七对动物有强心作用，能扩张血管，增加血流量，降低血压，降低胆固醇，还能使动物血凝时间缩短，达到止血的目的。

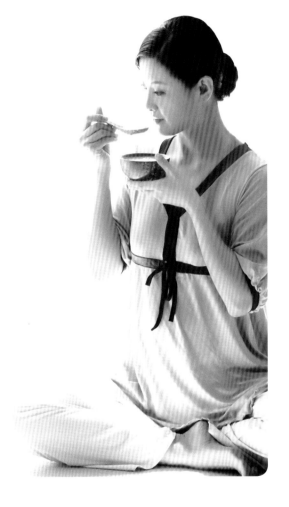

黄芪。黄芪具有增强机体免疫力、促进机体代谢的作用，还可补气升阳、益卫固表、托毒生肌、利尿消肿。

当归。当归是女人常用的药材，具有补血、活血、调经、止痛、润肠的功效，适用于血虚体弱、头晕、心悸、唇甲苍白、产后腹痛、便秘等症。

人参。人参中的一些成分对于促进难产或大出血的新妈妈体力恢复比较有效。用人参同其他食物一起烹调，如与老母鸡、山药、大枣等炖汤，适合于产后出汗较多、疲劳过度、食欲欠佳的新妈妈。但要注意，人参中的某些生理活性物质可能会通过乳汁被宝宝吸收，所以新妈妈最好在医生的指导下适当食用。

党参。能补中益气、生津养血。

3. 新妈妈药补妙招

产后是新妈妈身体最虚弱的时候，此时少不了药补。产后新妈妈若无伤口感染、感冒或余火未尽，比如口干、嘴破等热象，即可进入中药的"补身"阶段。

古籍上说："产后气血大虚理宜峻补，但恶露未尽，峻补须防壅滞。"所以产后不能因身体虚弱就乱补一通，补要等恶露排尽之时方可进行。

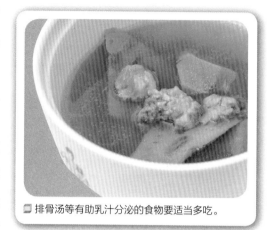

□ 排骨汤等有助乳汁分泌的食物要适当多吃。

中药的补药，有补气药（四君子汤类）、补血类（四物汤类）、气血双补药（八珍汤、十全大补汤类）、补阴药（六味地黄汤类）、补阳药（桂附八味丸类）等几种。如果能清楚自己的体质与需要，在这些基本方中作加减，即可适用于一般产后状况。如产后腰酸背痛、骨盆腔韧带松弛，常加入杜仲、怀牛膝、桑寄生等补肾强筋药。

4. 少食多餐，减轻肠胃负担

新妈妈每日餐次应较一般人多，以5~6次为宜，这是因为餐次增多有利于食物的消化吸收，从而能保证充足的营养。

新妈妈产后胃肠功能减弱，蠕动减慢，如一次过多、过饱进食，会增加胃肠负担，从而损害胃肠功能。如采用多餐制，则有利于胃肠功能恢复，减轻胃肠负担。

5. 哺乳新妈妈的营养摄取方式

哺乳的新妈妈在饮食方面，除了要摄入有益身体恢复的食物外，还要兼顾宝宝的营养。妈妈的饮食须根据宝宝的需要而做出相应的调整。

均衡摄入各种营养素

新妈妈不仅要补充由于怀孕、分娩所耗损的营养储备，还要保证乳汁分泌，承担起哺育宝宝的重任，因此，哺乳期的合理膳食对新妈妈是非常重要的。从第三周开始至哺乳期结束，新妈妈一定要保持充足的营养。在选择食物时，

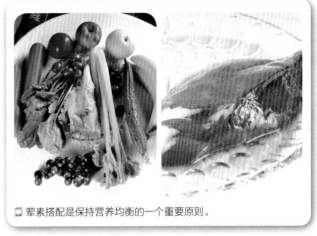

🔲 荤素搭配是保持营养均衡的一个重要原则。

要做到品种多样、数量充足、营养全面，以保证宝宝与新妈妈的身体健康。应适当增加各种营养素的摄入量，尤其是蛋白质、钙、锌、铁、碘和B族维生素，并要注意各营养素之间的合适比例，如蛋白质、脂肪、碳水化合物的供热比应分别为13%~15%、27%和58%~60%。

开始吃催奶食物

宝宝半个月以后，胃容量增长了不少，吃奶量与时间逐渐规律。新妈妈的产奶节律开始渐渐与宝宝的需求合拍，反而觉得奶不胀了，不少新妈妈会因此认为自己产奶不足。其实，如果宝宝的尿量、体重增长都正常，两餐之间很安静，就说明母乳是充足的。如果新妈妈担心母乳不够，这时完全可以开始吃催奶食物了，如鲫鱼汤、猪蹄汤、排骨汤、黑鱼汤等都是很好的催奶汤品，也可服用催乳的药膳。

脂肪不可少

脂肪是人体重要的组成部分，在人体营养中占重要地位。产后的脂肪摄取量与乳汁的分泌有密切关系，对宝宝身体成长也有重要的意义。如果脂肪摄取不足，就要动用新妈妈体内储备的脂肪，长期下去，对宝宝和新妈妈都有负面影响。

要知道，新妈妈体内的脂肪有增加乳汁分泌的作用，而宝宝的发育及对维生素的吸收也需要足够的脂肪，特别是不饱和脂肪酸，对新宝宝的大脑中枢神经的

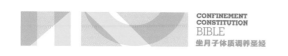

发育特别重要。新妈妈饮食中的脂肪含量及脂肪酸组成会影响乳汁中的这些营养的含量，因此新妈妈的膳食中必须有适量的脂肪来保证自己和宝宝的身体需求。当然，也不能摄取过度，脂肪所提供的热能应低于总热能的1/3。

❁ 根据宝宝的大便情况及时调整饮食

母乳成分发生变化时，婴儿的大便性状会相应发生改变。比如乳母吃了易胀气的豆制品，婴儿就会排气多，且大便呈稀黄水样；若乳母进食过多甜食，糖类在婴儿肠内发酵产气，则婴儿的大便泡沫多且酸味重，此时妈妈要控制甜食摄入量。

6. 冬月子食补妙招

冬季气温低，新妈妈冬季坐月子可以这样食补。

❁ 多补充维生素

多食用含维生素的食物。维生素 A 可促进人体代谢循环、补中益气，增强耐寒能力；维生素 B_2 是平衡人体耗氧量的重要物质；维生素有扩张血管的作用，可以加强肢体末梢的血液循环。

❁ 多食用温热性食物

胡萝卜能够增强体力和免疫力，激活肝脏功能和血液运行，从而达到调理内脏、暖身、滋养的目的；核桃仁中富含磷脂和维生素 E，能够增强细胞活性，促进造血功能，还能增进食欲；板栗有养胃健脾、强筋活血的功效。

❁ 多食用含铁的食物

瘦肉、鱼、动物肝脏、家禽、蛋黄、香菇、豆类、菠菜和芹菜都富含铁。多食用富含维生素 C 的新鲜蔬果，可以促进机体对铁的吸收。

❁ 多食用健脾暖胃的食物

寒冷季节，多食用鲢鱼、大头鱼、羊肉、虾米等具有健脾暖胃功效的食物。鲢鱼适用于胃寒疼痛；大头鱼暖胃的同时还能起到治疗耳鸣、头晕目眩的作用；羊肉具有暖中补肾虚、开胃健脾、御寒祛湿的功效；虾米具有滋阴健脾、补肾壮阳、通畅血脉的功效。

7.营养菜品推荐

在本周，新妈妈可以根据自己身体的需要，选择合适的饮食。需要补气养血的，可以多食用大枣、百合、瘦肉等；而乳汁不足的，可以喝一些滋补的下奶汤。

【材料】

鲤鱼1条，黑豆30克，大枣8颗，葱半根，姜2片。

【调料】

食盐、料酒各2匙。

【做法】

①将鲤鱼洗净切段；大枣洗净去核；黑豆淘洗干净，用清水浸泡1小时。

②锅中放入适量清水并放入鲤鱼段，用大火煮沸后撇去浮物。

③加入黑豆、大枣、葱段、姜片、食盐和料酒，用小火煮至豆熟即可。

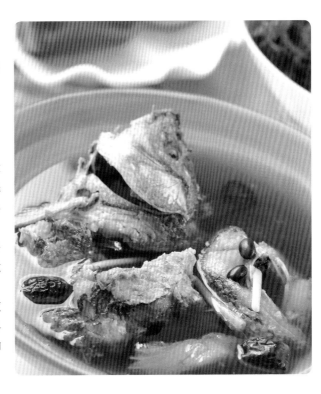

大枣黑豆炖鲤鱼

【营养解析】

■鲤鱼的营养价值很高，含有极为丰富的蛋白质且含胆固醇较少，可以帮助发奶。

■大枣含有机酸、维生素A、维生素C和多种氨基酸等丰富营养成分，能保护肝脏、增强体力、养血安神。

■黑豆含有丰富的蛋白质和18种氨基酸，能活血利水、补虚乌发、延缓衰老、预防便秘。

■以上3种食材搭配，对于产后体虚、四肢水肿、少乳的孕妈妈来说，是一道食疗佳品。当新妈妈乳腺畅通后可常喝鱼汤。

鲜果米酒荷包蛋

【材料】

熟木瓜100克，苹果30克，香蕉50克，鲜鸡蛋1个，米酒水适量。

【做法】

①将木瓜去皮、去籽切小块；苹果和香蕉切小块，备用。

②砂锅中放入米酒水煮沸，然后放入木瓜块、苹果块、香蕉块，煮5分钟。

③将鸡蛋打入砂锅中，小火煮熟，撇净浮沫即可。

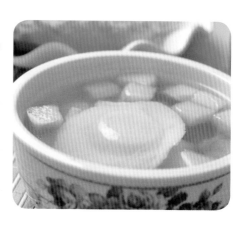

【营养解析】

■米酒有舒筋活血的作用。

■木瓜富含木瓜蛋白酶、凝乳蛋白酶、胡萝卜素等17种以上氨基酸和多种营养元素，有助于促进消化、润滑肌肤、分解体内脂肪，丰富的木瓜酶对乳腺发育很有帮助。

■鸡蛋中含有优质蛋白质、磷脂、多种矿物质和维生素。

■鲜果米酒荷包蛋有助于增加奶量，适合产后气血瘀积的哺乳妈妈食用。

麻油青虾

【材料】

通草10克，青虾80克，老姜、青葱、米酒水各适量。

【调料】

黑芝麻油（麻油）适量。

【做法】

①将青虾洗净泥沙，去沙线；青葱切段。

②锅加热至八成热放入麻油，煸入老姜，炒香，再放入青虾略炒。

③加入米酒水、通草煮熟，撒入少许青葱。

【营养解析】

■虾的通乳作用较强，并且富含钙、磷，对哺乳期的新妈妈补益功效尤佳。

■通草清热利尿、通气下乳。

■麻油青虾口味清淡，适合产后的新妈妈食用。

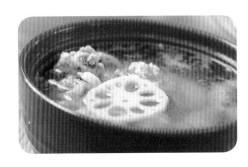

【材料】

排骨250克,莲藕100克,米酒水或饮用水800毫升,带皮老姜25克。

【调料】

黑芝麻油（麻油）15毫升，食盐适量。

【做法】

①排骨洗净切块，余去血水，用水洗净，沥干备用；莲藕刮衣切片。

②热锅后倒入黑芝麻油，以小火把姜炒成浅褐色，转大火，放入排骨快炒。

③加入米酒水或饮用水炖煮10分钟后加入莲藕，煮至排骨熟烂，加食盐调味即可。

【营养解析】

■排骨富含蛋白质、脂肪、维生素，并含大量磷酸钙、骨胶等，可为产后新妈妈提供钙质，以预防骨质疏松症。

■莲藕富含铁、钙等微量元素、植物蛋白质、维生素和大量的单宁酸。《本草纲目》认为莲藕可以解热散瘀、滋补五脏、开胃，是产后新妈妈上好的滋补品。

莲藕排骨汤

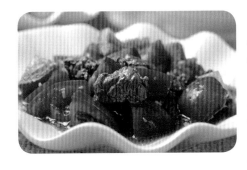

【材料】

牛肉、番茄各150克,米酒水或饮用水700毫升,葱花、姜末各适量。

【调料】

黑芝麻油（麻油）15毫升，食盐、酱油各适量。

【做法】

①将牛肉、番茄切成块。

②锅内倒入黑芝麻油，放入牛肉块、酱油，炒至变色；放入葱花、姜末、食盐，拌炒；加米酒水或饮用水浸过牛肉，煮开后放入番茄块，炖烂即可。

【营养解析】

■牛肉含有丰富的蛋白质、氨基酸，能提高机体抗病能力。

■番茄含有丰富的胡萝卜素、维生素C和B族维生素。

■番茄炖牛肉非常适合气短体虚、筋骨酸软、贫血的产后新妈妈，可以消除水肿，改善腰膝酸软等状况。

番茄炖牛肉

第三节 新妈妈本周必学的全身恢复产褥操

新妈妈虽然应避免剧烈运动，但适度运动可以减少腰部、臀部的赘肉，恢复肌肉的弹性。一般来说，产后第3周可以开始进行腹肌收缩、仰卧起坐等运动，喜欢有氧舞蹈的妈妈，则要在6周之后才可以跳有氧舞蹈哦！

1.上肢运动：
恢复手臂、胸肌力量

建议练习时间： 此项运动可以从产后第2天做至第4周末

难度指数： ★

练习次数： 每天2~3次

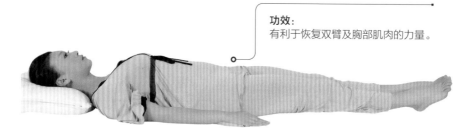

功效：
有利于恢复双臂及胸部肌肉的力量。

请跟我一起练

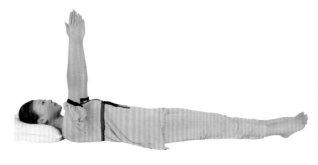

步骤1： 仰卧平躺，吸气时双臂向上举起，垂直向上。用力合掌，感受胸部肌肉的舒张和收缩。

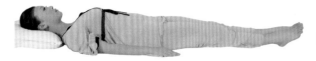

步骤2： 呼气，慢慢向下还原。

2.下肢及腰背肌运动：
恢复性功能 ◢◢

建议练习时间： 此项运动可以从产后第3天做至第4周末

难度指数： ★

练习次数： 每天2~3次

功效：
对会阴部及阴道肌肉张力的恢复、预防子宫脱垂及增强性功能都十分有益。

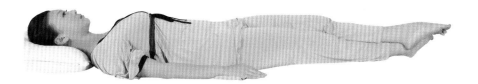

⊠ **请跟我一起练** ▶

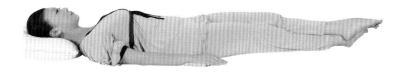

步骤： 仰卧床上，大腿并拢，双脚交叉，尽量将会阴及肛门肌肉收缩，保持自然的呼吸，中间深呼吸3~5次，放松还原。重复练习。

3.腹肌及股部运动：
紧致腹、股肌肉

建议练习时间：**此项运动可以从产后第4天做至第6周末**

难度指数：★★

练习次数：**每天2~3次**

功效：
有利于紧致腹部和股部的肌
肉，燃烧脂肪，恢复腹部和股
部的机能，预防大腿水肿。

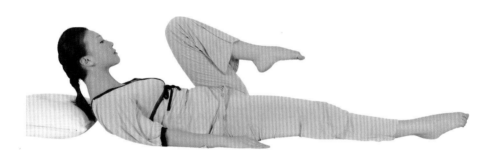

请跟我一起练

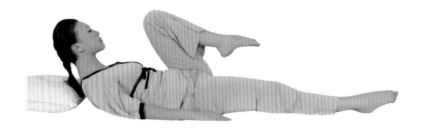

步骤：仰卧床上，吸气，向上屈左膝，绷起脚背，同时用力抬起上半身。保持住这个姿势，自然地呼吸，切记不要屏气。坚持2~3次深呼吸后，呼气时还原躺下。换反方向练习。

4.腹肌及腿部运动：
纤腰美腿

建议练习时间： 此项运动可以从产后第4天做至第6周末

难度指数： ★

练习次数： 每天2~3次

功效：
有利于排出腹部胀气，帮助消化和排泄，
紧致腹部和臀部的肌肉，燃烧脂肪。

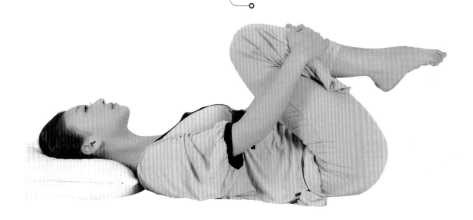

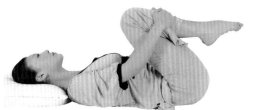

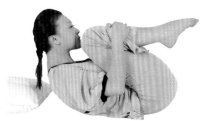

请跟我一起练

步骤1： 仰卧床上，双腿并拢，绷脚背。吸气，向上屈双膝，双手环抱双小腿。呼气，手臂下压大腿靠近胸腹部。

步骤2： 吸气，用力抬起上半身，尽量让鼻尖或下巴靠近膝盖。保持自然的呼吸，中间深呼吸3~5次后，呼气，还原。

5.背腹部及臀肌运动：
恢复背、腹、臀部机能 ◢

建议练习时间：此项运动可以从产后第6天做至第6周末

难度指数： ★

练习次数： 每天2~3次

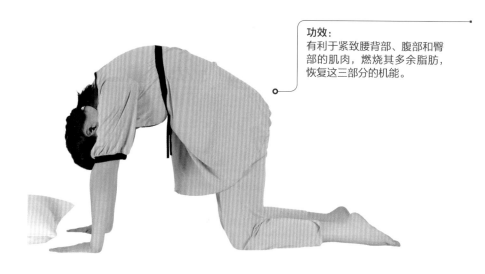

功效：
有利于紧致腰背部、腹部和臀部的肌肉，燃烧其多余脂肪，恢复这三部分的机能。

✕ *请跟我一起练*

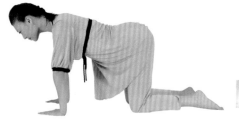

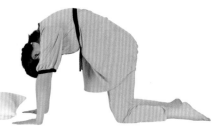

步骤1： 呈四角板凳状跪立，双手与双膝打开与肩同宽，手臂、大腿与地面垂直。

步骤2： 呼气，低头埋于双臂间，眼睛看着收缩的腹部，尽可能地用力向上弓起背部。保持自然的呼吸，中间深呼吸3~5次，抬头还原。

6.子宫恢复运动：
促进恶露排干净

建议练习时间： 此项运动可以从产后第14天开始做，不可过早进行

难度指数： ★★★

练习次数： 每天2~3次

功效：
有助于收缩子宫，可防止子宫后倾，
促进恶露排干净。

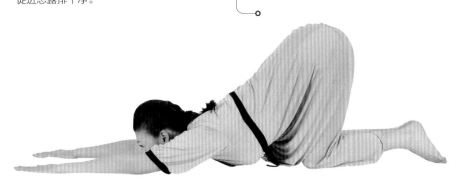

请跟我一起练

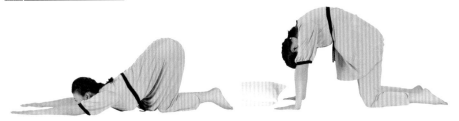

步骤1： 跪趴于床上，手臂打开与肩同宽，臀部坐于脚后跟上。吸气，手臂带动上半身向前滑动，臀部向上抬高，直至臀部和大腿垂直地面。呼气，放松肩膀，让胸部和下巴贴近地面。如果无法让胸部和下巴贴近地面，也可在其下面放一个枕头或靠垫。自然的呼吸，保持这个姿势做深呼吸3~5次。

步骤2： 双手撑地，慢慢抬起上身，直至双臂完全伸直，同时腹部向上拱起，头部自然下垂。保持这个姿势做深呼吸3~5次。

7.爬行运动：
帮助子宫和盆腔复原 ◢

建议练习时间：从第3周开始练习

难度指数：★

练习次数：每天2~3次

功效：
爬行是一项非常安全的运动，许多妈妈如果担心过激运动会伤害器官的话，不妨每天做这个运动吧。爬行有利于子宫和盆腔的复原，也有利于产后修身。

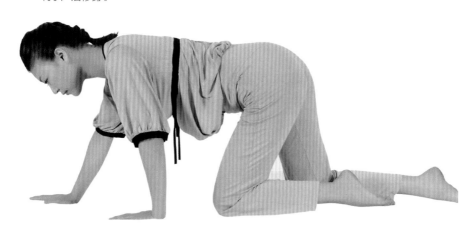

请跟我一起练

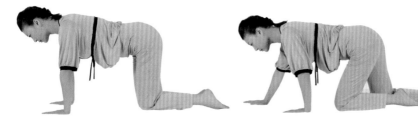

步骤1： 呈四角板凳状跪立，双手与双膝打开与肩同宽，手臂、大腿与地面垂直。

步骤2： 保持自然的呼吸，像婴儿学爬行那样手脚并用地爬行运动，直至微微出汗。

第四节 本周月子生活小细节

1. 保证充足睡眠

新妈妈要想在月子期休养好身体，就要做到劳逸结合，合理安排作息时间。

首先要有充分的休息时间，否则新妈妈会感觉疲倦、焦虑、精神抑郁，还会影响乳汁的分泌。一般来说，剖宫产的新妈妈在产后的第5天如果没有什么特殊情况的话就可以回家休养了。

产后两周内为新妈妈子宫收缩最快速的时候。怀孕时准妈妈的子宫被胎儿撑得非常大，一旦生产，子宫成为真空状态，内脏因不再受

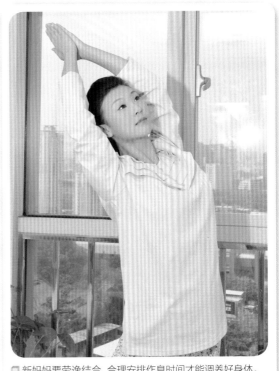

新妈妈要劳逸结合，合理安排作息时间才能调养好身体。

压迫而变得非常松垮；另外，因地心引力的关系，易造成松垮的子宫及内脏收缩不良，引起内脏下垂，而内脏下垂可能会引起妇科疾病。所以产后2周内，除适当下床轻微活动以外，其余时间最好卧床休息，至少每天保证10小时的睡眠。注意不要一直仰卧，而要经常改变卧位，比如侧卧及俯卧。这样做不但可以防止子宫后倾，而且有利于产后恶露的排出。

由于要照顾宝宝，有些新妈妈可能没法连续睡眠满10小时，那么就要学会把握机会多睡一会儿。不一定要躺在床上休息，下床活动时可在沙发、躺椅上小睡一会儿放松自己，会得到意想不到的效果。还可以在医生指导下做做产褥体操，帮助身体复原。

2.增加母乳分泌的10大秘诀

母乳对于宝宝来说，是任何食物都不可超越的最佳食品。很多新妈妈都面临母乳不足的状况，怎样才能改变这种状况呢？以下是增加母乳分泌的十大秘诀。

增加喂奶次数。要增加泌乳量，乳房需要更多来自宝宝的刺激。如果新妈妈的泌乳量不够多，就需要增加喂奶的次数，至少每 2 小时喂 1 次。白天宝宝如睡觉超过 2 小时，就唤醒他吃奶；晚上也至少唤醒宝宝 1 次，多喂 1 次奶。

两侧乳房轮流喂哺。两侧乳房要轮流喂哺，如是从右侧开始，在适当的时候就要换到左侧，过一会儿再换回右侧。两侧轮流喂哺可以促进乳汁分泌，并且还可以预防乳头皲裂、乳汁瘀积或乳腺炎等疾病。

加倍喂奶。在宝宝吃饱喝足之后，不要立即放下让他睡觉，而要再抱一会儿。用 10~15 分钟时间抱着他或直立地背着他，让他保持清醒，并让他胃里的气泡排出来。这样一来，宝宝胃里又有空间了，此时可再来一轮喂奶，让他吃饱。

保持心情舒畅。保持心情舒畅，对于成功母乳喂养非常重要。焦虑会妨碍乳汁的泌出，即使身体产生了母乳，乳汁也无法顺畅流出来。

充满自信。母乳喂养，自信心非常重要。如果暂时母乳分泌不足，不要怀疑乳房泌乳的能力，也不要因为家人或者旁人的劝说而给宝宝喝奶粉。新妈妈要相信自己的乳房，它只是暂时因为某些原因没有分泌出来乳汁而已。

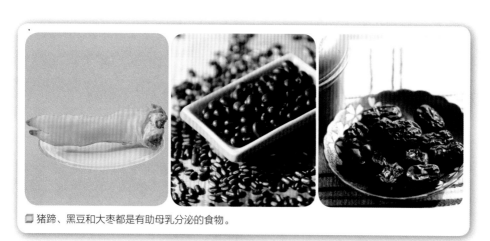

猪蹄、黑豆和大枣都是有助母乳分泌的食物。

想象泌乳反射。想象乳汁分泌的过程，能让大脑与乳房之间的情感连接更加紧密，从而促进乳汁的分泌。

寻求专业帮助。如果暂时母乳分泌不足，可以找一位成功哺乳过的妈妈或者医院里的哺乳顾问，向她们请教如何增加泌乳量。很多时候，一些民间的偏方或者医生的专业方子，能成功增加乳汁分泌量。

按摩刺激泌乳反射。如果是自己按摩，要充分了解按摩的原则和方法，不要强行按摩；如果是请别人按摩，则一定要请技术熟练的专业按摩师。

照顾好自己。如果要为宝宝制造更多的乳汁，就必须让自己更有能量，将母乳喂养和照顾自己作为头等大事。只要能帮助新妈妈放松、让新妈妈能专心照顾宝宝的事儿，就放手去做吧！而其他的事情，能让旁人代劳就尽量让旁人代劳。

在饮食上注意调养。除非乳腺先天发育不良，否则一般不会泌乳不足。但是，哺乳妈妈要有规律地生活和合理地安排饮食，才能够保证有充足的乳汁。

那么，什么样的食物能够促进乳汁的分泌呢？

首先，在新妈妈的膳食中应注意补充维生素 B_1 和水分；其次，可以喝一些汤类，如排骨汤、猪蹄汤、鲫鱼汤等，各种下奶食物要交替着吃，以保证食欲和营养的均衡。

3.月子期的心理调适

新妈妈要学会自我调整、自我克制，试着从可爱的宝宝身上寻找快乐。这一时期要尽可能地多休息，多吃水果和粗纤维蔬菜，不要吃巧克力和甜食，身体健康有利情绪稳定。

新妈妈家属应知道新妈妈月子期的特殊生理变化，所以要体谅新妈妈，帮助新妈妈调节情绪，对新妈妈给予照顾和关怀。特别是丈夫，应该抽出更多的时间来陪伴妻子，多进行思想交流，设法转移妻子的注意力，并且帮助妻子料理家务和照顾婴儿。

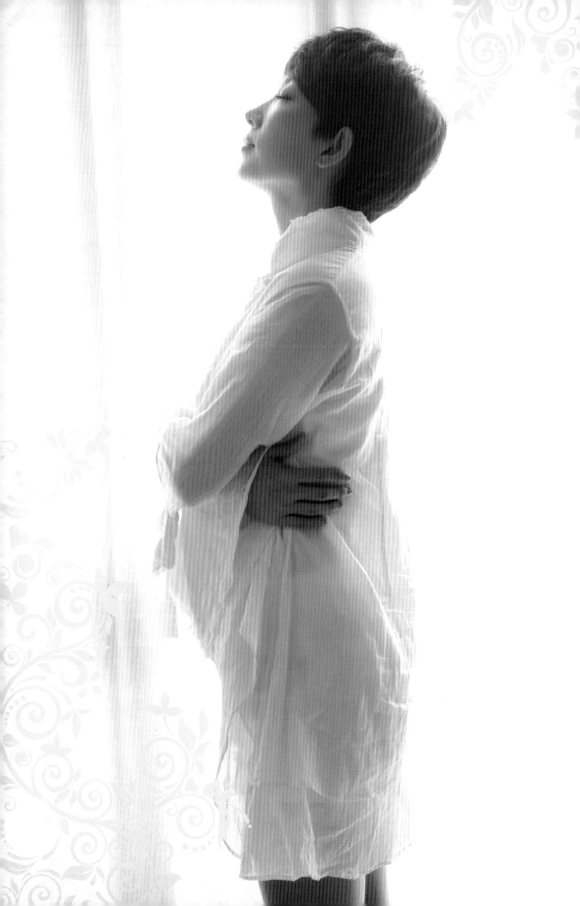

PART 05

New mother 4 week
after production

×

第五章
产后第4周的
体质调养方案

进入月子第4周，新妈妈身体的各个器官已经逐渐恢复到孕前状态，是新妈妈即将迈向正常生活的过渡期，更应该严格按照坐月子的饮食和休养方式，使气血更加充足，才能改善体质，巩固整个坐月子的成果，帮助新妈妈尽快达到最佳体力与健康的状态。

第一节 新妈妈本周的中医调养秘籍

1. 乳腺增生、乳腺炎

产后卵巢内分泌功能比较紊乱的妈妈，很容易患上乳腺增生、乳腺炎等症，不仅影响到乳房的美观，对宝宝和自己的身体都会产生不利影响。虽然大多数乳腺增生都是单纯性的，是没有危险的，但终归是病，生病了就得治。

试问，有几个妈妈能忍受乳房整天流血流脓的惨状呢？

如果不想被这样的梦魇缠住，那就试着用下面介绍的方法来巧妙地摆脱吧！

❀ 按摩法

按摩手法一：
掌擦法 ◢

按摩介质： 市售丰胸液、丰胸乳
最佳体位： 坐位、站位
术前放松： 产后妈妈把丰胸液或丰胸乳均匀柔和地涂抹在整个乳房上，并轻轻按摩。

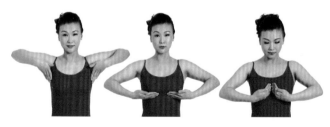

步骤1： 产后妈妈取坐位或站位。将两掌紧贴胸部外侧，用掌面由乳房的外侧均匀柔和地往下摩擦至乳房根部，再由乳根沿着乳沟往上摩擦。

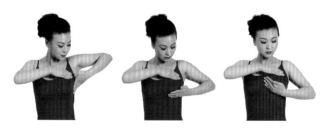

步骤2： 用右手紧贴锁骨下方的胸部肌肉，左手则放至乳房外侧。用右掌根自胸大肌正中部着力，横向推按左侧乳房至腋下，同时，左手沿着乳房外缘向内侧用力。两手同时用力进行摩擦。

按摩手法二：
点按 ◢

最佳体位：坐位、站位

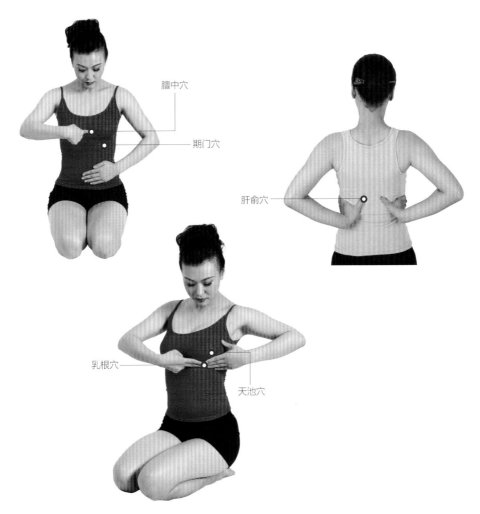

膻中穴

期门穴

肝俞穴

乳根穴

天池穴

步骤：产后妈妈取坐位或站位。分别按压膻中、期门、肝俞等穴。每个穴位点按2~3分钟。

注意事项

按压天池穴、乳根穴对治疗乳腺炎有特效。

❋ 灸疗法

灸疗法一：
悬灸 ◢

最佳体位：坐位、站位

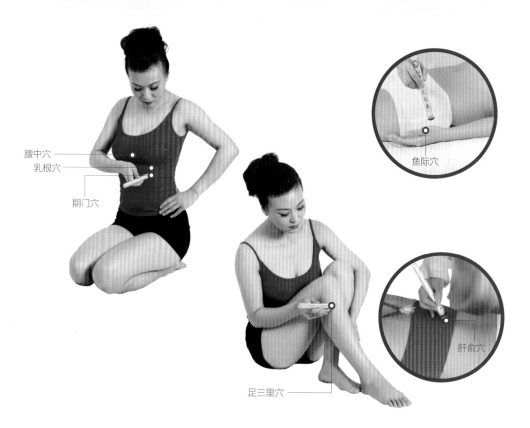

膻中穴
乳根穴
期门穴
鱼际穴
肝俞穴
足三里穴

步骤： 产后妈妈取坐位或站位。将艾条的一端点燃，依次正对灸疗期门穴、乳根穴、肝俞穴、行间穴、膻中穴、足三里穴、鱼际穴，与穴位局部皮肤成90°，距皮肤2~3厘米。每次10~20分钟。

【注意事项】

①艾灸时，热度以能耐受的最大热感为佳。

②对于体虚、局部知觉迟钝的妈妈，操作时可将中、食两指分开，置于施灸部位的两侧，这样可以通过手指的感觉来测知穴位局部的受热程度，以便随时调节施灸的距离，防止烫伤。

灸疗法二：
火龙灸

艾灸器材：火龙灸器、艾炷
最佳体位：坐位

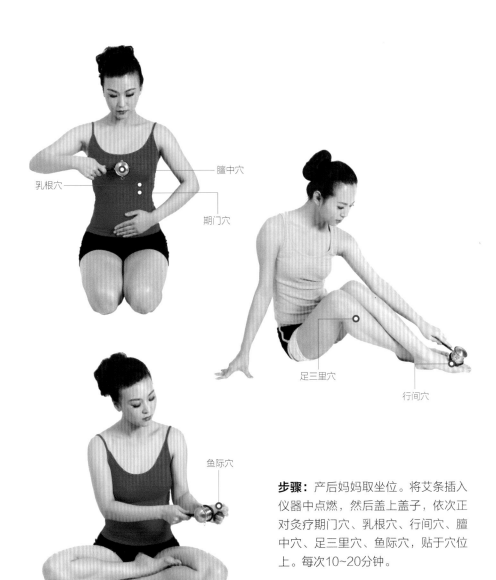

膻中穴

乳根穴

期门穴

足三里穴

行间穴

鱼际穴

步骤： 产后妈妈取坐位。将艾条插入仪器中点燃，然后盖上盖子，依次正对灸疗期门穴、乳根穴、行间穴、膻中穴、足三里穴、鱼际穴，贴于穴位上。每次10~20分钟。

❀ 局部敷药

中药包的制作和使用方法 ◢

配方：香附30克，大黄20克，川芎10克，青黛10克，冰片2克，蒲公英50克，当归20克。

步骤1： 将中药磨粉，入锅干炒。炒热后，加入250毫升醋再炒，炒至醋完全吸入药中。
步骤2： 把炒好的药分别放入40厘米×30厘米的两个棉布袋中。
步骤3： 每次使用前将药袋上笼蒸15分钟，或微波炉加热15分钟，即成。
步骤4： 用干毛巾包裹药包，使其不烫皮肤。

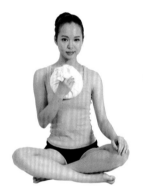 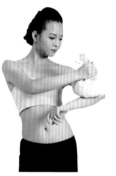 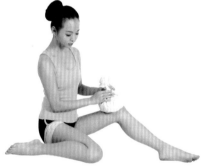

步骤5： 产后妈妈将药包放在胸部。当药包慢慢冷却时，逐层拿掉包裹的毛巾。然后将药包放在手部。当药包慢慢冷却时，逐层拿掉包裹的毛巾。

步骤6： 最后将药包放在腿部。当药包慢慢冷却时，逐层拿掉包裹的毛巾。

【注意事项】

一般每天热敷40分钟左右。药袋可反复使用10天左右。

【简易方】

取仙人掌100~150克，捣烂成糊泥状，加入适量的鸡蛋清，和匀后敷于患处。

小贴士

每次敷药时，妈妈们要记得先用吸乳器把乳汁吸干净，并配合局部按摩，以尽量排空乳房。

2.产后肩背部疼痛

我们常常在睡觉时，一不小心就把肩和背给露在外面了，没有了被子的遮挡，肩背很容易受到风寒湿邪的入侵。肩背受寒，我们就会出现怕风怕冷、出凉汗等症状。更严重的是，每逢阴雨天气时这些症状还会加重，天气暖和时疼痛就会自然减轻一些。

日夜需要照顾宝宝的妈妈们，晚上躺在床上给宝宝喂奶，总是习惯性地让宝宝的头枕在自己的肩上，以致肩部出现肌肉劳损，产生酸痛等症。还有的妈妈则是长期低头、含胸、手托宝宝给宝宝换尿布或给宝宝喂奶等，使得肩背部有肌肉劳损，导致酸痛等问题。

以上这几种病因所导致的肩背部疼痛都有一个共性，那就是休息后一般疼痛能得到缓解。但是，照顾宝宝是妈妈不可推卸的责任，产后的劳累是很难避免的。如果这时家人能伸出援助之手，经常帮产后妈妈做些艾灸、刮痧和按摩，疏通疏通经络，对减轻产后妈妈的痛苦会大有益处。

🌸 灸疗法

肩背部的疼痛对产后妈妈来说可谓"触手难及"。艾灸的功效虽好，却不可以随时享用。不过，有了艾灸器，我们背后的穴位变得"触手可及"了。

选穴汇总：肩井　肩髎　肩髃　天宗

手太阳小肠经循行"出肩解，绕肩胛"，即手太阳小肠经从臑俞出，环绕肩胛在天宗位置，所以此两穴主治肩及肩胛部痛症，能疏经通络，祛风止痛；肩髎、肩髃位居肩关节，属局部取穴，灸之，能祛风散寒，坚固肩部肌肉，柔和肌腱；肩井，有人把人体比作一口井，井底是脚底的涌泉穴，井口就是肩部的肩井穴。只有保持这口井上下畅通，人体内的气血才能畅通无阻。中医古籍中记载："主肩背痹痛，臂不举。"所以灸疗此穴，就能疏通经脉，活血止痛。（肩井穴，古人认定为禁灸穴，近现代认为可适当采用灸治法，注意只可采用浅刺法，切勿超过生理限度。此处选择肩井，需加以说明。）

135

简单找穴法

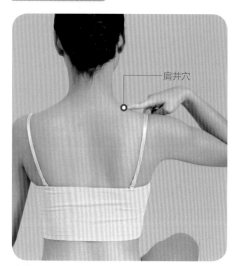

肩井穴： 肩上大椎与肩峰端连线的中点处。灸疗此穴，能疏通经脉，活血止痛。

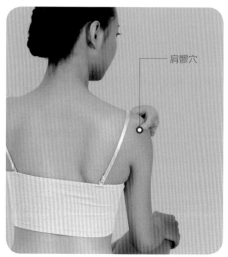

肩髎穴： 手臂直伸，肩膀顶部后下方的凹陷处即为此穴。能祛风散寒，坚固肩部肌肉，柔和肌腱。

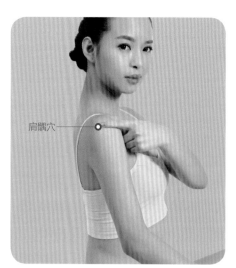

肩髃穴： 将上臂外展平举，肩关节部即可呈现出两个凹窝，前面一个凹窝中即为本穴。能祛风散寒，坚固肩部肌肉，柔和肌腱。

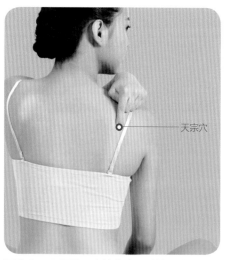

天宗穴： 肩胛骨下窝的中央凹陷处。主治肩及肩胛部痛症，能疏经通络，祛风止痛。

肩井穴灸疗法：
火龙灸 ◢

艾灸器材：火龙灸器、艾炷
最佳体位：坐位

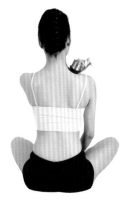

步骤：产后妈妈取坐位。将艾炷插入仪器中点燃，然后盖上盖子，正对肩井穴，贴于穴位上。每次10~20分钟。

肩髎穴灸疗法：
火龙灸 ◢

艾灸器材：火龙灸器、艾炷
最佳体位：坐位

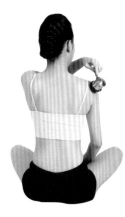

步骤：产后妈妈取坐位。将艾炷插入仪器中点燃，然后盖上盖子，正对肩髎穴，贴于穴位上。每次10~20分钟。

肩髃穴灸疗法
火龙灸 ◢

艾灸器材：火龙灸器、艾炷
最佳体位：坐位

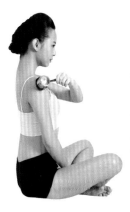

步骤：产后妈妈取坐位。将艾炷插入仪器中点燃，然后盖上盖子，正对肩髃穴，贴于穴位上。每次10~20分钟。

天宗穴灸疗法：
火龙灸 ◢

艾灸器材：火龙灸器、艾炷
最佳体位：坐位

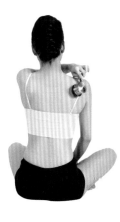

步骤：产后妈妈取坐位。将艾炷插入仪器中点燃，然后盖上盖子，正对天宗穴，贴于穴位上。每次10~20分钟。

❈ 按摩法

中医认为，人的经络有6条通过肩膀，其中手阳明经、手少阳经循肩，而手太阳经不仅循肩，还绕肩胛，所以选取按摩这三经及其上的穴位，可以舒筋通络，活血止痛，消除筋膜粘连，达到治愈肩背部疼痛的目的。

因为在肩背部位，产后妈妈自己按摩不太现实，因此应该请自己的家人帮忙，尤其是老公帮自己按摩，效果是最好的！

第一组：
肩背部推按法 ◢

最佳体位：产后妈妈取俯卧位。施术者站立其前方。

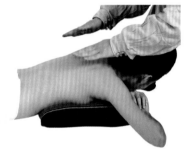

步骤1： 产后妈妈取俯卧位。施术者先用全手掌，从颈项部、肩部、肩胛区、肩关节、大臂至肘关节部，循环往复地摩擦，一般按摩3~5次，把皮肤擦红即可。

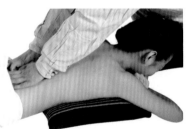

步骤2： 暴露后背，施术者用手掌从产后妈妈的肩部开始往下推至腰骶部，自上而下，单向推数次。

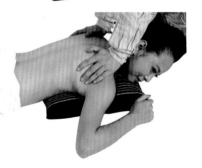

步骤3： 施术者再用两掌按压揉捏肩部，自上而下，力道可以比之前大一些。施术3~5分钟。

第二组：
点按法

最佳体位：站位、坐位

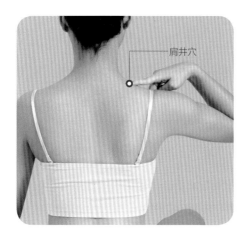

肩井穴

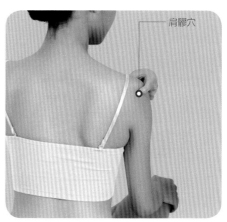

肩髎穴

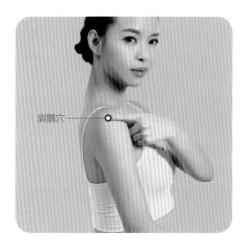

肩髃穴

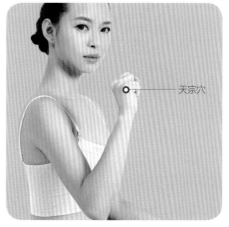

天宗穴

步骤：产后妈妈取站位或坐位。沿着脊柱自上而下，分别按压肩井、肩髎、肩髃、天宗、臑俞、后溪等穴，使局部产生酸胀感。每个穴位点按2~3分钟。

注意事项

①点穴时应使局部有酸胀感、麻木感。

②夜间痛者，天宗穴可做重点按揉。

🍁 刮痧法

产后妈妈如果肩背部疼痛，平时的活动就会受到限制，甚至梳头、穿衣、洗脸等动作都成了难题。特别是肩背部受寒，疼痛就更明显了。在这里，我们运用刮痧来进行治疗，可以起到祛风散寒、疏通经络、舒展筋骨的效果。不过肩背部的刮痧需要家人的帮助才能完成，为了产后妈妈的健康，家人要给产后妈妈多一份关爱哦！

第一组：
面刮法

刮痧介质：刮痧板、大黄膏
最佳体位：俯卧位
术前放松：施术者在产后妈妈的背部涂抹大黄膏，并轻轻按摩。

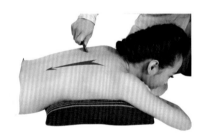

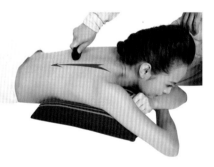

步骤： 产后妈妈取俯卧位。暴露后背，施术者用刮痧板沿着脊柱由上往下刮至腰骶处。刮至肌肤微红即可。两掌按压揉捏肩部，自上而下，力道可以比之前大一些。施术3~5分钟。

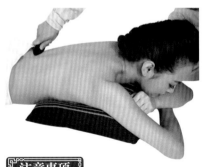

注意事项

①力度以产后妈妈能承受的力道为限。
②要掌握手法轻重，由上而下顺刮。
③时时保持肌肤润滑，以免刮伤皮肤。
④饱食后或饥饿时不宜刮痧。

第二组：
点刮法 ◢

刮痧介质：刮痧板、大黄膏

最佳体位：坐位

术前放松：在产后妈妈的肩背部涂抹大黄膏，并轻轻按摩。

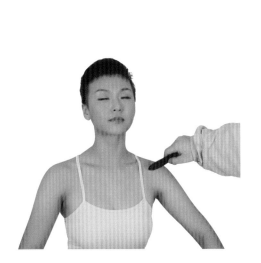
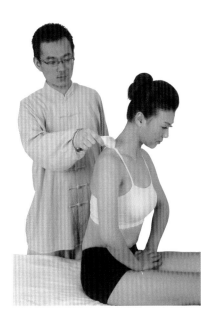

步骤：产后妈妈取坐位。暴露肩背，施术者用刮痧板沿着脊柱自上而下，分别点刮肩井、肩髎、肩髃、天宗、后溪等穴，刮至肌肤微红。

▌注意事项▐

①力度以产后妈妈能承受的力道为限。

②要掌握手法轻重，由上而下顺刮。

③时时保持肌肤润滑，以免刮伤皮肤。

④饱食后或饥饿时不宜刮痧。

❀ 中药包热敷

中药包热敷对产后妈妈的益处：产后妈妈的背部疼痛，大多是因受寒受累引起的。我们选用红花、川芎来祛风活血，再加上艾叶这种至阳的药材，能驱散身体表面的寒气，使产后妈妈气血畅通，寒湿尽去。

中药包的制作和使用方法 ◢

配方：红花30克，艾叶30克，川芎30克，透骨草30克，威灵仙30克，徐长卿30克，伸筋草30克，牛膝30克，草乌30克。

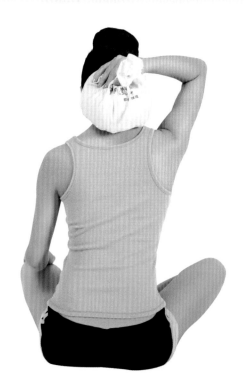

步骤1：将中药磨粉，入锅干炒。炒热后，加入250毫升醋再炒，炒至醋完全吸入药中。

步骤2：把炒好的药分别放入20厘米×30厘米的两个棉布袋中。

步骤3：每次使用前将药袋上笼蒸15分钟，或微波炉加热15分钟，即成。

步骤4：用干毛巾包裹药包，使其不烫皮肤。

步骤5：产后妈妈取坐位。将药包放在疼痛部位上。

步骤6：当药包慢慢冷却时，逐层拿掉包裹的毛巾。一般每天热敷40分钟左右。药袋可反复使用10天左右。

❋ 梅花针放血

梅花针放血疗法是针刺方法的一种，即《黄帝内经》中的刺络法。根据不同的病情，用针刺破人体特定部位的浅表血管，放出适量的血液，通过活血理气，达到治疗的目的。在古代运用得非常广，《素问》中就有 "凡治病必先去其血" 的说法。可见古人对这一疗法的重视。

放血疗法具有消肿止痛、祛风止痒、开窍泻热、通经活络等功效，对缓解产后妈妈的肩背疼痛有奇效。虽然这一疗法难免会让产后妈妈承受一些皮肉之痛，但与其时刻被疼痛折磨，不如用这一两次的疼痛换取日后的不再疼痛。

最佳疗法：
点刺 ◢

最佳体位：俯卧位
器材准备：梅花针、棉签、酒精、消毒纱布、胶布、弯盘

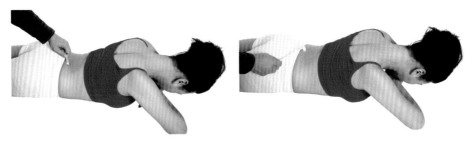

步骤1： 产后妈妈取俯卧位。暴露后背，施术者在局部用酒精进行常规消毒。
步骤2： 先在针刺部位上下推按，使瘀血积聚。施术者右手拇指、中指两指持针柄，无名指和小指将针柄尾部固定在手掌小鱼际处，针柄末端露出手掌1厘米左右，点刺穴位，每穴点刺20下。
步骤3： 取穴：肩髎、肩髃、天宗、膈俞、后溪 。
步骤4： 施术者用手指轻轻挤压点刺穴位周围皮肤，挤出少量血液，用干棉签擦之，再挤压1~2次，放出适量血液后，用干棉签压迫止血。

▌注意事项▐

①体质虚弱和有凝血机制不良的妈妈不宜采用此法。
②注意器械及皮肤的消毒，防止感染。
③手法宜稳、准、轻，不宜过猛，放血不可过多。

3. 盆腔炎

　　产后妈妈普遍体质弱，常常会出现不明原因的腰痛、腹痛，实在痛得忍不住了，就随便找些止痛药来吃，要知道"不明痛因，不予止痛"是医生的原则，医生尚且不敢随便给病人吃止痛药，更何况是什么都不懂的我们呢。所以胡乱吃药，是对自己最大的不负责。

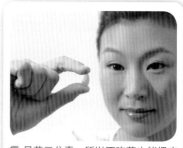

　　是药三分毒，所以不吃药也能把病治好是大多数人的梦想。

　　想要不吃药的话，可以自己动动手，通过一些简单有效的方法，如熏蒸、艾灸和中药包热敷等方法，把烦恼统统赶走。

❀ 中药熏蒸

　　盆腔炎是一种多见且易反复的病症。病因是由于盆腔内部有增厚粘连的炎症组织，致使其局部的血液循环不畅，如果吃药治疗的话，药物比较难通过血液循环到达炎症部位，治疗效果不佳。用熏蒸的方法，可以把药物通过蒸气直接作用于盆腔的炎症部，达到活血化瘀、行气止痛的效果。

最佳疗法：
中药熏蒸 ◢

器材：熏蒸袋，中药方剂
最佳体位：坐位
配方：丹参10克，赤芍15克，透骨草20克，鱼腥草30克，蒲公英10克，益母草25克，当归15克，桃仁10克。

步骤1：将中药材装入布袋，然后放入蒸发器中。
步骤2：先预热5~10分钟，把衣服脱掉，然后再坐到熏蒸袋里。熏蒸时间不宜过长，每次最多30分钟。

注意事项

①饥饿、过度疲劳、饮食之后都不宜进行熏蒸。
②体质虚弱，有开放性创口和患有感染性等疾病的妈妈也不宜进行熏蒸。
③经期不宜熏蒸。

🌸 灸疗法

盆腔炎，中医病理与宫颈炎有些相像，都是因为气虚、阳虚，水湿不能化为气，聚集在一起而生热，形成湿热的形态，只是各自的病位不同罢了。所以中医同样以益气温阳、化湿除热为治疗方法。取关元、气海、胞门，即为益气温阳之理。子宫穴，是经外奇穴，从子宫的本身温补，疗效更佳。水道，是利水化湿之意。几个穴位一起灸，能达到最佳效果。

选穴汇总：气海穴　关元穴　胞门　水道穴　子宫穴　天枢穴

简单找穴法

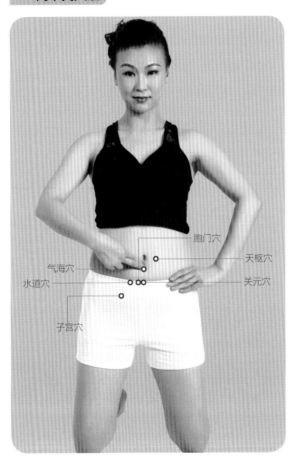

气海穴： 在下腹部，前正中线上，当脐中下1.5寸。大补元气之穴，从丹田出发，使气升而有根。

关元穴： 在下腹部，前正中线上，当脐中下3寸。大补元气之穴，从丹田出发，使气升而有根。

胞门穴： 在下腹部，当脐中下3寸，前正中线旁开0.5寸。益气温阳。

水道穴： 在下腹部，当脐中下3寸，距前正中线2寸。大补元气之穴。

子宫穴： 在下腹部，当脐中下4寸，中极旁开3寸。调经止带，理气和血，升提下陷。

天枢穴： 天枢位于腹中部，距脐中2寸。益气温阳。

灸疗法一：
六孔艾灸盒灸

艾灸器材：六孔艾灸盒、六根艾条
最佳体位：仰卧位

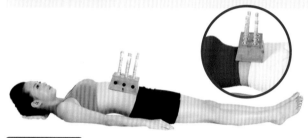

步骤： 产后妈妈取仰卧位。将艾条点燃后分别插入艾灸盒孔中。然后将艾灸盒放在腹部上。每次盒灸1小时，每天1次。

注意事项

①需注意的是，艾灸过程中，灸盒会变烫，届时可用毛巾裹着艾灸盒。
②艾灸结束后，艾条的熄灭一定要彻底。

灸疗法二：
悬灸

艾灸器材：艾条
最佳体位：坐位

步骤： 取坐位。将艾条的一端点燃，正对气海穴、关元穴、胞门穴、水道穴、子宫穴、天枢穴，与穴位局部皮肤成90°，距皮肤2~3厘米。每次10~20分钟。

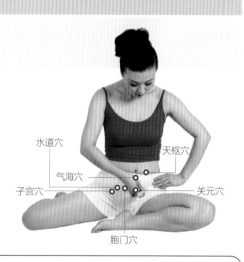

水道穴　天枢穴　气海穴　子宫穴　关元穴　胞门穴

注意事项

①艾灸时，热度以能耐受的最大热感为佳。
②对于体虚、局部知觉迟钝的妈妈，操作时可将中、食两指分开，置于施灸部位的两侧，这样可以通过手指的感觉来测知穴位局部的受热程度，以便随时调节施灸的距离，防止烫伤。

❀ 中药包热敷

中药包制作和使用方法 ◢

配方：五灵脂30克，当归30克，桃仁30克，红花30克，川芎20克，丹皮20克，乌药20克，枳壳20克，延胡索10克，香附10克，赤芍20克。

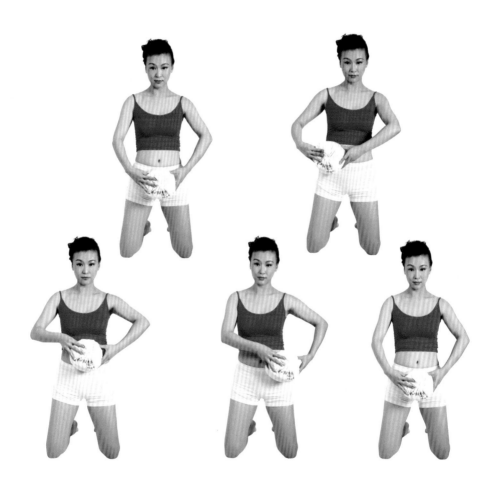

步骤1： 将中药磨粉后入锅干炒。炒热后，加入250毫升醋再炒，炒至醋完全吸入药中。

步骤2： 把炒好的药分别放入40厘米×30厘米的两个棉布袋中。

步骤3： 每次使用前将药袋上笼蒸15分钟，或微波炉加热15分钟，即成。

步骤4： 用干毛巾包裹药包，使其不烫皮肤。

步骤5： 产后妈妈将药包先后放在腹部的上下左右各个部位。当药包慢慢冷却时，逐层拿掉包裹的毛巾。一般每天热敷40分钟左右。药袋可反复使用10天左右。

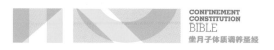
4. 产后缺乳

看过西方油画的人应该都记得这样一幅杰作：圣母玛利亚将圣子耶稣放在绿色的垫子上，神情温柔而专注地给他喂奶。小耶稣在与妈妈对视的同时，还用小手抓住自己的小脚丫，表现出极大的享受。每一个做过母亲的女性看到这幅画都会为之动容，这样的时刻，只属于母亲和孩子。

但在现实生活中，有很多新妈妈无法给孩子哺乳，因为她们有的缺乳、少乳，有的乳汁根本下不来。我们从中医的角度帮新妈妈们找找原因。明代妇科专著《妇人规》中说："妇人乳汁乃冲任气血所化。"意思是妈妈的乳汁来源于气血，当气血充足，乳汁有了来源，也就充足；当气血不足，乳汁没有了供给源头，就会出现没有乳汁或者乳汁很少的情况。而气血不足的根本原因是脾虚。在人体的器官中，脾生化气血，一旦脾本身出现问题，就会导致气血虚弱。另外，新妈妈们在分娩时失血过多也是造成少乳的直接原因，气主要来源于血，血损耗太多，乳汁来源就不足。

产后失血过多的妈妈们往往会觉得精神疲倦而食欲不振，面色苍白，脉络虚弱。

中医还认为，缺乳的另一个重要原因是乳络不通，导致乳汁下不来。这就像我们开车去某个地方，但在路上发生了交通堵塞，即便我们想尽快到达，也无法前行。有些新妈妈有产后抑郁症，肝火旺盛，肝主疏导，如果产后抑郁，气机不畅，也容易影响肝的疏导作用，阻碍乳汁运行，导致有乳难下；乳络不通的新妈妈常会感到乳房胀痛，食欲减退，甚至忽冷忽热。

怎样才能解决这个难题呢？很简单，通过艾条悬灸膻中穴、乳根穴和少泽穴就能补气益血、疏通乳络。

具体做法：将艾条放在穴位上方约 3 厘米处，固定不移，每个穴位灸 5~15 分钟，每天 1~2 次，以穴位周围皮肤有灼热感为度。灸到有乳可通为止，一般 1 周即可见效。

除了艾灸之外，食疗也是最常见的催奶方法。新妈妈们在产后可多食用花生炖猪蹄、通草鲫鱼汤、黄花菜炖猪瘦肉、莴笋汤、芝麻粥等，另外木瓜花生大枣汤也有不错的疗效。

❀ 灸疗法

选穴汇总：肩井穴　膻中穴　乳根穴　少泽穴

简单找穴法

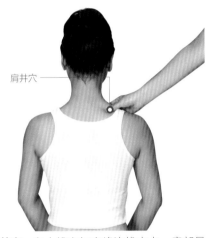

肩井穴

肩井穴： 在大椎穴与肩峰连线中点，肩部最高处。艾灸此穴有疏导水液的作用，对产后缺乳有很好的效果。

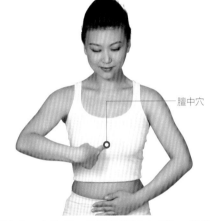

膻中穴

膻中穴： 在胸部，两乳头连线中点处。艾灸此穴能调理一身气机，使全身气机升降得宜。

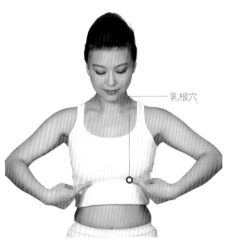

乳根穴

乳根穴： 在胸，乳头直下乳房根部第5肋间隙距前中线4寸处。艾灸此穴能活血行气，消除乳房结块，疏通乳络。

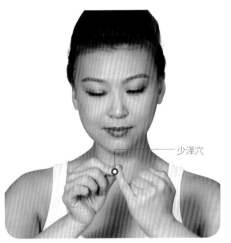

少泽穴

少泽穴： 小指末节尺侧，距指甲0.1寸处。艾灸此穴能有效治疗乳汁不足等症。

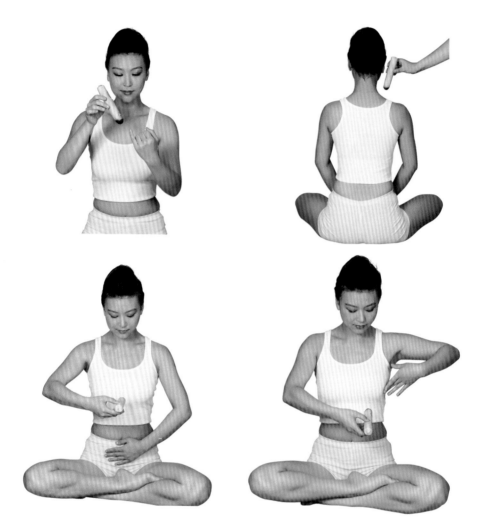

步骤1：坐位，拇指按揉少泽、肩井，每穴3分钟。之后以艾条逐一温灸，每穴位温灸约10分钟。

步骤2：坐位，拇指点揉膻中、乳根，每穴5分钟。之后以艾条逐一温灸，每穴位约10分钟。

注意事项

①按摩穴位的同时用酒精灯点燃艾条。

②注意观察受灸者的温度反应，适时调整。

③注意随时清理艾条上的艾灰，以免掉落烫伤受灸者。

④手法上采用定点温灸、回旋灸、雀啄灸配合运用。

⑤每穴以皮肤红润为度。

❈ 刮痧

刮足太阳膀胱经：由厥阴俞沿脊柱两侧向下，经膈俞、肝俞、脾俞、胃俞等穴，刮至肾俞。

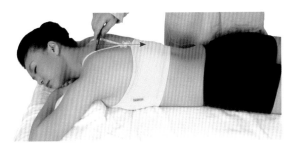

步骤1：刮任脉：由膻中沿前正中线向下，经中脘、气海等穴，刮至关元。

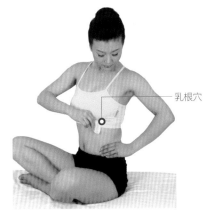

乳根穴

步骤2：刮足阳明胃经的乳根。

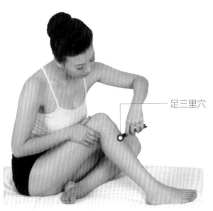

足三里穴

步骤3：刮足阳明胃经的足三里。

❈ 预防调护

❶ 产前不要过度劳累，产后不要过早操劳。

❷ 禁服某些药物，如阿托品、红霉素、四环素、水杨酸盐、碘化物、溴化物、碘胺类、苯巴比妥类等。

❸ 注意乳房卫生，保持心情舒畅，避免精神刺激。

❹ 在饮食方面要多食易消化、营养丰富和含钙较多的食物，如鱼、肝、骨头汤、牛奶、羊奶等，可食用猪蹄、鲫鱼汤等补品。不能吃刺激性食物，如五香料、煎炸、辛辣等食物。

❺ 养成定时哺乳的习惯，定时让婴儿吸乳，建立吮吸反射。

第二节 新妈妈本周的饮食调养秘籍

1.催乳好时机，不能盲目节食

如果新妈妈感觉母乳不太足，可以根据本书上文介绍的催乳方式进行催乳。

新妈妈还应养成每日喝牛奶的好习惯，多吃新鲜蔬菜、水果，既能让自己的奶量充足，又能修复元气，且营养均衡不易发胖。

通常新妈妈分娩后体重会增加，许多新妈妈为了恢复产前的苗条身材，产后便马上开始节食，这样做不但有损身体健康，而且对哺乳不利。因为新妈妈这个时候身体还没有恢复到孕前的良好程度，还需要补充一定的营养和热量，如果盲目地节食，回避热量的

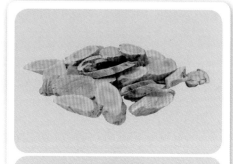

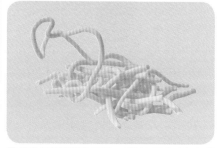

🔲 哺乳妈妈若泌乳不足，可以在膳食中加入催乳的药膳黄芪、通草等来进行催乳。

摄取，不仅会使身体变得虚弱，而且会减少乳汁的分泌。

因此，这一阶段仍要注意营养的吸收和食物的搭配，保证身体必需的热量，即每天保证摄入 11715.2 千焦的热量。

2.摄入足量的蛋白质

月子里要比平时多摄入一些蛋白质，可从动物性食品中摄取，如鸡蛋、肉类、鱼类等，这些食物可提供优质蛋白质，豆类食品及其制品也能提供质量较好的植物蛋白质和钙，应充分利用。新妈妈每天摄入的蛋白质应保证有 1/3 以上来自动物性食品，其余蛋白质可从豆类食品中摄取。

主食力求丰富。新妈妈膳食中的主食不能单一，更不能只吃精米、白面，应该粗细粮搭配，并适当调配些杂粮，如燕麦、小米、红豆、绿豆等。这样做可保证各种营养素的供给，使蛋白质起到互补作用，提高蛋白质的营养价值。

蛋白质摄取量要足够，但也不可过量，不然会加重肝肾负担，还易造成肥胖，反而对身体不利，一般每天摄入 100 克左右的蛋白质就可以了。

3. 多摄入有利于皮肤的维生素

新妈妈为了能早日恢复美丽，在平日里不妨多摄入有利于皮肤的维生素吧！

🍁 维生素B$_1$，美容的维生素

维生素 B$_1$，也被称作"美容的维生素"，人体若缺乏维生素 B$_1$，将影响皮肤毛细血管的机能，使皮肤对阳光产生过敏，情绪较为焦躁，易发生便秘等现象，这些因素都是间接影响美容的大敌。

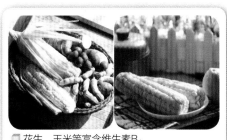

花生、玉米等富含维生素B$_1$。

维生素 B$_1$ 的食物来源主要为葵花子仁、花生、大豆粉、瘦猪肉；其次是粗粮、小麦粉、玉米、小米、大米等谷类食物；发酵生产的酵母制品中含有丰富的 B 族维生素；在动物内脏如猪肾、猪心、猪肝，蛋类如鸡蛋、鸭蛋，绿叶菜如芹菜叶、莴笋叶中，维生素 B$_1$ 的含量也较高。

🍁 维生素C，多C多漂亮

维生素 C 与美容有着密切的关系。新妈妈分娩后容易长黑斑、雀斑，为了防患于未然，应多吃些维生素 C 含

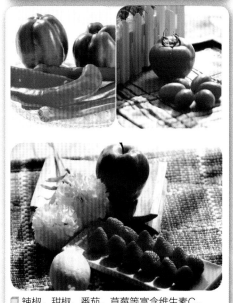

辣椒、甜椒、番茄、草莓等富含维生素C。

量丰富的食品。如等到脸上长出雀斑、黑斑时才开始吃，总有为时已晚的遗憾。

有人说："早晨吃水果是金。"活动肌肉产生热量时，会快速地消耗大量维生素 C，而在身体中几乎不能储存多少，故每天都应该摄食含有维生素 C 的食物，以供身体活动和美容才好。

富含维生素 C 的鲜果有猕猴桃、枣类、柚、橙、草莓、柿子、番石榴、山楂、荔枝、龙眼、芒果、无花果、菠萝、苹果、葡萄。蔬菜中的雪菜、苋菜、青蒜、蒜苗、香椿、花椰菜、苦瓜、辣椒、甜椒、酸芥菜等也是维生素 C 含量较多的食物。

4. 喝汤吃肉同时进补

新妈妈产后应适当多喝些鸡汤、鱼汤、排骨汤、豆腐汤等，这些食物有利于泌乳。同时也要适量吃肉，将汤和肉中的营养一块吸收，使营养更加丰盛。应注意的是，高脂肪的浓汤容易产生油腻感，影响食欲，并会导致产后发胖，还容易引起宝宝腹泻，因此新妈妈不宜多饮浓汤。

5. 健脑食物很关键

新生儿从出生到 1 周岁期间，母乳是他们的主要食物和营养来源，同时这一阶段又是新生儿大脑发育的关键时期，因此为新生儿提供高质量的母乳是非常重要的。新妈妈需要添加一定量的健脑食品，以保证为新生儿大脑发育提供充足的营养。

有许多食品都具有健脑益智功能，如动物的脑、肝、血；鱼虾、鸡蛋、牛奶；豆芽、豆腐等豆类及各类豆制品；芝麻、核桃、松仁；胡萝卜、菠菜、金针菇、黄花菜等。

6. 营养菜品推荐

随着身体的复原，新妈妈的胃口逐渐好起来，不过哺乳的妈妈是一人吃、两人补，所以新妈妈在兼顾自己胃口的同时，还要"生产"出高质量的乳汁来哺育宝宝哦！

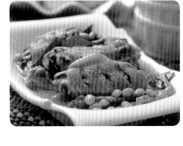

【材料】

黄豆50克，水发海带50克，胡萝卜条50克，鸡翅4只，葱、姜各适量。

【调料】

黑芝麻油（麻油）15毫升，食盐适量。

【做法】

①黄豆、海带加葱、姜和调料煮熟备用，鸡翅用姜汁、食盐、葱等腌渍入味。

②炒锅加黑芝麻油，烧至八成热，放入腌好的鸡翅，翻炒至变色，加其他原料及适量汤，转小火一同焖至汁浓即成。

【营养解析】

■黄豆含丰富的植物性蛋白质以及铁、磷、维生素A、B族维生素、维生素D、维生素E，是产后新妈妈调理的好食材。

■鸡翅中蛋白质含量高，很容易被人体吸收，且含磷脂类。

■豆焖鸡翅非常利于产后滋补，对产后体弱乏力、脾胃虚弱、气血不足、乳汁缺乏等症都有很好的食疗作用，但是只有在产后第三周及其之后食用才能更好地发挥滋补效果。

黄豆焖鸡翅

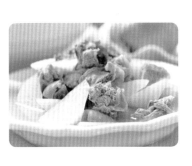

【材料】

羊肉500克，萝卜300克，米酒水700毫升，带皮老姜25克，料酒适量。

【调料】

黑芝麻油（麻油）15毫升，食盐适量。

【做法】

①将羊肉洗净，切小块，放入加了料酒的开水锅中氽烫片刻，捞出沥干；萝卜洗净，切小块。

②热锅后倒入黑芝麻油，以小火把姜爆成浅褐色，然后转大火，放入羊肉快炒。

③加入米酒水和萝卜一起炖煮，待羊肉熟烂后加食盐调味即可。

【营养解析】

■羊肉含有丰富的蛋白质、脂肪、磷、铁、钙、维生素B_1、维生素B_2和盐酸等成分，非常适合炖汤入菜。

■萝卜含有能诱导人体自身产生干扰素的多种微量元素，可增强机体免疫力。萝卜中的芥子油和膳食纤维可促进胃肠蠕动，有助于体内废物的排出。

■萝卜炖羊肉能起到健脾补肺、益胃补肾的作用，在春、秋、冬季食用最佳。

羊肉炖萝卜

花生猪脚汤

【材料】

生花生米30克，鲜虾30克，猪脚1只，带皮老姜20克，香菇5克，米酒水800毫升。

【调料】

黑芝麻油（麻油）10毫升。

【做法】

①香菇切成丝待用，猪脚洗净切成6小段，用沸水煮3分钟去腥，捞出沥干。

②将黑芝麻油入锅，放入老姜用小火爆透。

③将猪脚放入锅内炒至外皮变色为止。

④换高压锅，将炒好的猪脚与其他所有配料放入锅内，大火上气后，变小火。

⑤小火压16分钟使猪脚烂透即可。

【营养解析】

■猪脚含蛋白质、脂肪、维生素A、B族维生素、维生素C及钙、磷、铁等营养物质，尤其是猪脚的蛋白质水解产生胱氨酸、精氨酸等11种氨基酸，营养非常丰富。《本草纲目》特别提到母猪蹄"下乳汁、通乳脉、滑肌肤"。

■花生含大量不饱和脂肪酸和维生素、矿物质、氨基酸，可促进脑细胞发育，增强记忆。

■花生猪脚汤，发奶作用很好，还可改善产后血虚、腿脚软弱无力等症，但由于其太过滋补，所以最好在第3周及其之后再食用。

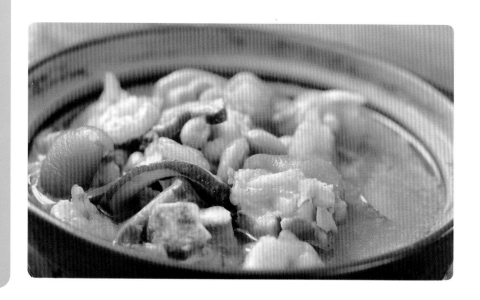

【材料】

板栗10颗，仔鸡1只，大蒜几瓣，带皮老姜25克，高汤700毫升。

【调料】

黑芝麻油（麻油）15毫升，食盐适量。

【做法】

①板栗用刀开一小口，大火煮10分钟捞出，剥去外壳；仔鸡洗净切块。

②热锅后倒入黑芝麻油，以小火把姜煸炒至浅褐色，转大火，放入鸡块快炒。

③加入高汤并放入板栗炖煮，待鸡块和板栗熟烂后加入蒜瓣、食盐调味。

【营养解析】

■鸡肉含蛋白质、钙、磷、铁、镁、钾、钠、维生素A、维生素B$_1$、维生素B$_2$、维生素C、维生素E和烟酸等成分。

■板栗含丰富的蛋白质、脂肪、钙、磷、铁、钾及胡萝卜素、B族维生素等多种成分，能预防骨质疏松、抗衰老。

■板栗烧仔鸡有助于减轻产后腰膝酸软、体弱脾虚等状况，但是必须在产后第3周方可开始食用。

板栗烧仔鸡

【材料】

黑芝麻500克，猪脚1只，黄酒适量。

【做法】

①猪脚煮成浓汤。

②黑芝麻炒熟研末，倒入浓汤中。

③每次用黄酒加猪脚汤冲服30毫升。

【营养解析】

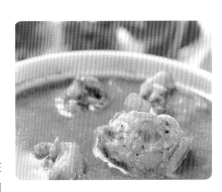

■黑芝麻含有多种人体必需的氨基酸，在维生素E和维生素B$_1$的作用参与下，能加速人体代谢功能；黑芝麻含有的铁和维生素E是预防贫血、活化脑细胞、消除血管胆固醇的重要成分；黑芝麻含有的脂肪大多为不饱和脂肪酸，有延年益寿的作用。

■黄酒可活血消肿，猪脚富含胶原蛋白。

■芝麻酒脚汤催乳下奶效果佳，适于产后乳房发胀而乳汁偏少者。

芝麻酒脚汤

莲子百合煨瘦肉

【材料】

莲子50克，百合50克，猪瘦肉250克，米酒水、葱、姜各适量。

【调料】

食盐适量。

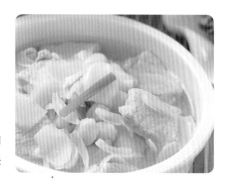

【做法】

①将莲子去心，洗净；百合洗净；猪瘦肉洗净，切成长约4厘米、厚0.5厘米的肉块儿。

②将莲子、百合、猪瘦肉块放入锅内，加水适量，加入葱、姜、食盐、米酒水，用大火烧沸，用小火煨炖1小时即成。

【营养解析】

■莲子含生物碱及丰富的钙、磷、铁等矿物质和维生素，能清心补脾、安神明目。

■百合可补虚润肺、镇咳止血、宁心安神，还有滋补养神、美肌催乳等作用。

■瘦肉含有丰富的蛋白质、无机盐、铁、磷、钾、钠等，同时也是维生素B_1、维生素B_2、维生素B_{12}的良好来源。

■莲子百合煨瘦肉，脂肪含量低且营养丰富，是产后新妈妈补充营养、恢复身段及催乳下奶、宁心安神的佳品。

银耳核桃糖水

【材料】

枸杞子50克，银耳30克，核桃肉100克。

【调料】

冰糖少许。

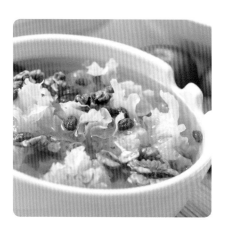

【做法】

①将枸杞子、核桃肉洗净；银耳用温水泡软，去蒂，切小片。

②加入适量水烧开，放入银耳、枸杞子，改用小火煲30分钟。

③加入核桃肉，再煲30分钟。

④最后放入冰糖煮溶即可。

【营养解析】

■银耳富含维生素D，能防止钙的流失；富含硒等微量元素，能增强机体免疫力。

■核桃能活血祛瘀，可以促进产后子宫收缩、帮助恶露排出；富含脂肪油，可以润肠通便，还有抗炎、抗菌、抗过敏的作用。

■银耳核桃糖水是产后新妈妈滋补美容的佳品。

【材料】

优质羊肉350克, 大枣100克, 枸杞子3克, 带皮老姜25克, 米酒水700毫升, 食盐适量。

【调料】

黑芝麻油（麻油）15毫升。

【做法】

①羊肉切块, 氽烫去血水; 大枣泡水沥干; 姜切片。

②热锅后倒入黑芝麻油, 以小火把姜炒成浅褐色, 转大火, 放入羊肉块快炒。

③加入米酒水炖煮20分钟后, 再倒入大枣炖煮, 待羊肉熟烂后放入枸杞子, 5分钟后加食盐调味即可。

【营养解析】

■羊肉含有丰富的蛋白质、脂肪、磷、铁、钙和维生素B_1、维生素B_2和烟酸等成分。

■大枣含蛋白质、糖类、有机酸、维生素A、维生素C和多种氨基酸等丰富营养成分, 且能保护肝脏、增强体力。

这道菜适合在春、秋、冬季食用, 可帮助产后新妈妈缓解体虚怕冷、气血两亏的产后虚状, 也可帮助通奶。

【材料】

豆腐300克, 花生仁30克, 枸杞子10克, 葱花少许、油适量。

【调料】

食盐1小匙, 水淀粉2小匙。

【做法】

①将豆腐洗净, 切大块, 下入油锅炸成金黄色; 花生仁炸熟备用。

②锅中放油烧热, 煸香葱花, 放豆腐块、枸杞子和适量水, 煮10分钟, 放食盐, 勾芡后放花生仁炒匀, 出锅撒上葱花即可。

【营养解析】

■枸杞子具有抗疲劳、降血压、美白养颜的功效。

■花生含有丰富的维生素E和锌, 能抗老化、滋润皮肤, 含不饱和脂肪酸、维生素、矿物质和氨基酸, 能增强记忆功能。

■豆腐含有丰富优质的植物性蛋白质和卵磷脂, 能降血脂、增强记忆力。

这是一道非常适合产后美容养颜、滋补健身的佳肴。

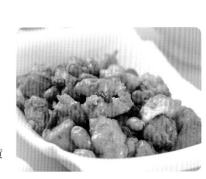

羊肉炖大枣

枸杞花生烧豆腐

菠菜蛋汤

【材料】

鸡蛋2个，菠菜、黑木耳各10克，胡萝卜25克，葱花适量，鲜汤800毫升。

【调料】

黑芝麻油（麻油）25毫升，食盐少量。

【做法】

①鸡蛋打散；菠菜、胡萝卜、黑木耳切小片。

②炒锅内加入黑芝麻油烧热，倒入蛋液，煎至两面成金黄色时取出，用刀切片待用。

③原锅里倒入鲜汤，放入胡萝卜片、黑木耳片、鸡蛋片，大火烧约10分钟，至汤色变白时，加入食盐调味，最后撒入菠菜片，烧沸后撒上葱花即可。

【营养解析】

■菠菜含大量植物粗纤维，可促进肠道蠕动，促进胰腺分泌，帮助消化，利于排便，能缓和痔疮、便秘症状；所含的维生素E和辅酶Q10，具有抗衰老和增强青春活力的作用；波菜富含的铁质和微量元素，对产后贫血和促进新陈代谢都有裨益。

■鸡蛋富含蛋白质和卵磷脂；胡萝卜富含胡萝卜素和维生素，可健脾和胃、补肝明目、清热解毒；黑木耳能益智清心、滋阴止痛。

■菠菜蛋汤可以帮助产后新妈妈补充铁、养肝明目、预防便秘，特别适合气血虚弱、贫血、便秘的产后妈妈。

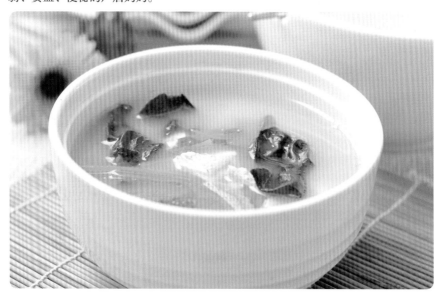

第三节 新妈妈本周必学的恢复运动

1.扩胸运动：
扩展胸膛

产后不久，新妈妈的胸部圆润、饱满，而断奶后则会渐渐萎缩。为了防止萎缩，新妈妈们要加强针对胸部的运动。扩胸运动可以刺激乳腺，尤其适合授乳期练习，还能锻炼胸部肌肉，预防和改善授乳造成的胸部下垂现象。

建议练习时间：上午8点、下午2点或晚上7点

难度指数： ★

呼吸方式：胸式呼吸

练习次数：4次

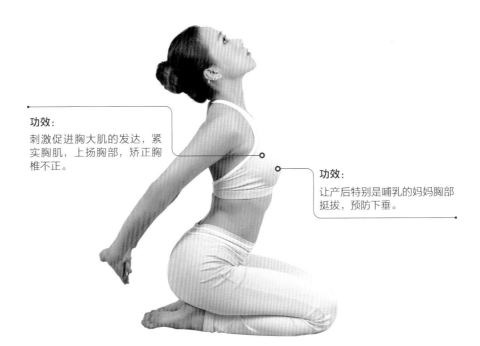

功效：
刺激促进胸大肌的发达，紧实胸肌，上扬胸部，矫正胸椎不正。

功效：
让产后特别是哺乳的妈妈胸部挺拔，预防下垂。

请跟我一起练

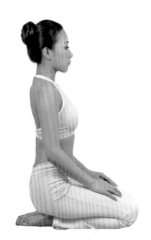
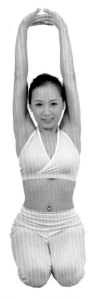
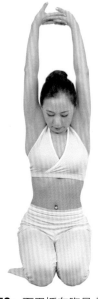

步骤1： 以金刚坐坐姿坐好，上身挺直。

步骤2： 十指相交，掌心翻转向上，双手伸展举过头顶，保持腰背挺直。

步骤3： 下巴抵在胸骨上，两臂尽量向高处伸展，深长而平稳地呼吸，保持30秒钟。

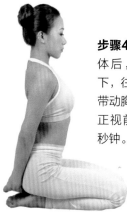

步骤4： 十指交叉于体后，手心翻转向下，往后伸直手臂，带动胸部上扬，眼睛正视前方，保持30秒钟。

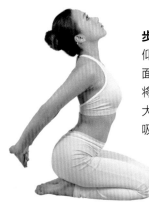

步骤5： 吸气，慢慢仰头，手心接近地面，带动胸部上扬，将胸部轮廓扩展到最大限度，深长地呼吸，保持15秒钟。

练习要诀

用胸式呼吸，每一次吸气，肺部的吸气量要达到最大，感觉胸肌紧张和上提。

2.小云雀式：
按摩乳腺

小云雀式是美胸效果非常明显的一个体式。这个体式能让胸部得到完全的扩展，起到按摩乳腺的效果。

建议练习时间：上午9点或下午3点

难度指数：★★

呼吸方式：腹式呼吸

练习次数：4次

功效：
让胸部得到完全的扩展，提高乳房承托力，预防乳房下垂，在伸展身体前侧肌肉群时美化胸部整体曲线，加强胸部肌肤弹性。

功效：
按摩腹部器官，加速腰腹部脂肪燃烧，促进消化系统运作，消除胀气及治疗消化不良和便秘。

功效：
充分拉伸双腿和脚趾，加速腿部脂肪燃烧，修正双腿整体线条。

请跟我一起练

步骤1：以舒服的姿势跪坐，双手掌心朝下放于大腿上，目视前方。

步骤2：吸气，左脚脚后跟收至会阴处，右腿自然向后侧打开，双臂掌心相对并拢带动身体向后仰，手臂保持笔直，保持数秒钟。吸气，身体还原至起始跪姿。

练习要诀

在练习的过程中要保持手臂的笔直状态，后仰式注意身体的承受能力，意志力集中在胸部即可。

3.站立背部伸展式：
消除疲劳

站立背部伸展式又叫"直挂云帆式"，练习时身体前屈、下压，脸靠近小腿，让脊椎和大腿后部都得到剧烈的伸展。这个体式能够增加头部和大脑的血液供应，减慢心率，让人感觉镇定平和、消除疲劳和抑郁。

建议练习时间：早上7点、下午2点或晚上7点
难度指数：★★★★
呼吸方式：腹式呼吸
练习次数：2次

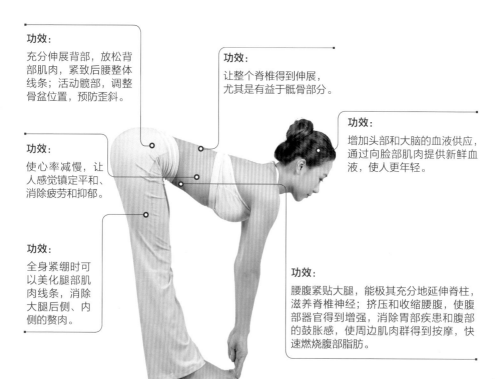

功效：
充分伸展背部，放松背部肌肉，紧致后腰整体线条；活动髋部，调整骨盆位置，预防歪斜。

功效：
让整个脊椎得到伸展，尤其是有益于骶骨部分。

功效：
增加头部和大脑的血液供应，通过向脸部肌肉提供新鲜血液，使人更年轻。

功效：
使心率减慢，让人感觉镇定平和、消除疲劳和抑郁。

功效：
全身紧绷时可以美化腿部肌肉线条，消除大腿后侧、内侧的赘肉。

功效：
腰腹紧贴大腿，能极其充分地延伸脊柱，滋养脊椎神经；挤压和收缩腰腹，使腹部器官得到增强，消除胃部疾患和腹部的鼓胀感，使周边肌肉群得到按摩，快速燃烧腹部脂肪。

请跟我一起练

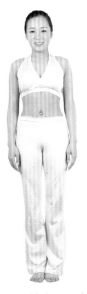

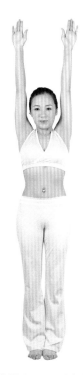

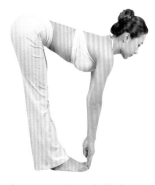

步骤3： 吸气，向前弯腰，手臂带动身体向前倾，同时保持脊椎的伸展和双腿的笔直，指尖点地。

步骤1： 站立，吸气，双腿伸直并拢，双臂自然垂放于体侧。

步骤2： 双手高举过头顶，掌心向前。

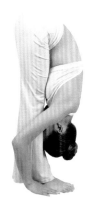

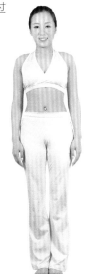

步骤4： 呼气，双手掌心缓缓触地，与双脚脚踝保持平行。脸部靠近小腿，保持数秒钟。

步骤5： 呼气，身体恢复到基本站姿。

练习要诀

在练习的过程中，双腿要始终垂直于地面，重心放在前脚掌上，以帮助腰腹肌肉更好地向下伸展。如果伸直双腿前倾身体有困难，可以稍微弯曲双腿。

4.下犬式：
恢复精力

下犬式模仿了狗伸展的动作，属于倒立式，看起来像一个等边三角形，可以激活整个身体，让身体每个部分的运作功能更加平衡与稳定，使人精力充沛。新妈妈照顾宝宝比较辛苦，尤其是夜间睡眠不足，练习下犬式可以恢复精力、消除疲劳。

建议练习时间：早上7点、下午2点或晚上7点

难度指数：★★★

呼吸方式：腹式呼吸

练习次数：1次

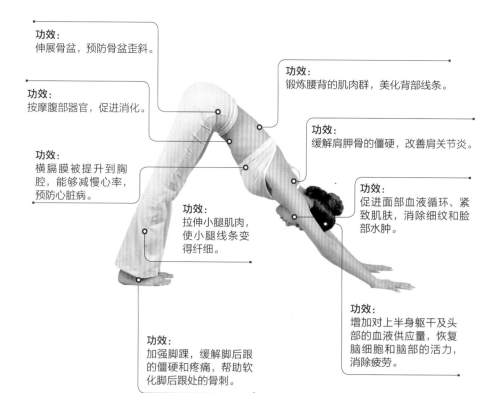

功效：
伸展骨盆，预防骨盆歪斜。

功效：
按摩腹部器官，促进消化。

功效：
横膈膜被提升到胸腔，能够减慢心率，预防心脏病。

功效：
拉伸小腿肌肉，使小腿线条变得纤细。

功效：
加强脚踝，缓解脚后跟的僵硬和疼痛，帮助软化脚后跟处的骨刺。

功效：
锻炼腰背的肌肉群，美化背部线条。

功效：
缓解肩胛骨的僵硬，改善肩关节炎。

功效：
促进面部血液循环、紧致肌肤，消除细纹和脸部水肿。

功效：
增加对上半身躯干及头部的血液供应量，恢复脑细胞和脑部的活力，消除疲劳。

请跟我一起练

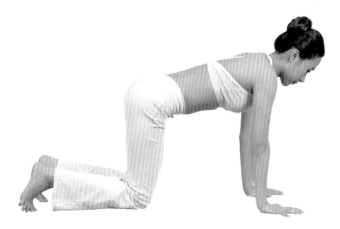

步骤1： 双腿并拢跪立，身体前倾使双手撑地，手指伸直指向前方，大腿与小腿垂直，脚趾弯曲点地。

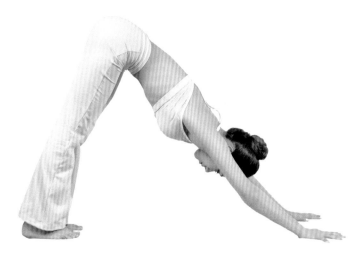

步骤2： 呼气，身体从地面抬起。手臂伸直向后推，抬起臀部。头部朝着脚的方向移动，注意头不要碰地。肘部伸直，伸展背部。腿部绷直，膝盖不要弯曲，脚后跟下压，双脚微微分开，脚趾朝向前方。保持这个体式，深长地呼吸，然后，还原至初始姿势。

练习要诀

在练习的过程中，可以始终保持膝盖轻微弯曲，肩膀放松，背部不要弓起，脚后跟压在地面上。如果觉得手不舒服，可加大两手之间的距离，让肩膀实现更好的内旋。

5.虎式：
防止子宫脱垂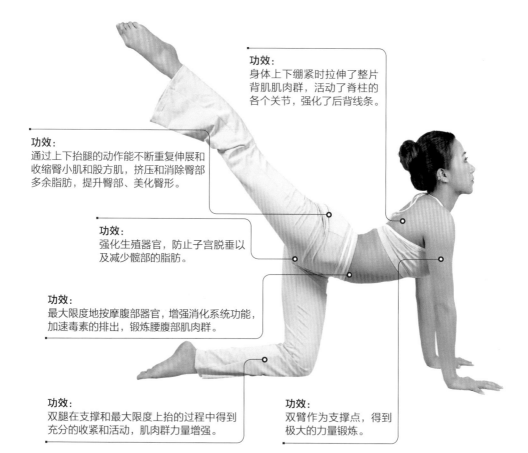

这个体式效仿老虎，除了能让臀部更圆润、让身体更强壮和结实外，它还是一个极好的产后练习动作，能修复生殖器官，对产后子宫脱垂有很好的预防作用。经常练习，您会发现全身的肌肉线条变得更加紧实、流畅。

建议练习时间： 下午2点
难度指数： ★★
呼吸方式： 腹式呼吸
练习次数： 4次

功效：
身体上下绷紧时拉伸了整片背肌肌肉群，活动了脊柱的各个关节，强化了后背线条。

功效：
通过上下抬腿的动作能不断重复伸展和收缩臀小肌和股方肌，挤压和消除臀部多余脂肪，提升臀部、美化臀形。

功效：
强化生殖器官，防止子宫脱垂以及减少髋部的脂肪。

功效：
最大限度地按摩腹部器官，增强消化系统功能，加速毒素的排出，锻炼腰腹部肌肉群。

功效：
双腿在支撑和最大限度上抬的过程中得到充分的收紧和活动，肌肉群力量增强。

功效：
双臂作为支撑点，得到极大的力量锻炼。

✕ **请跟我一起练**

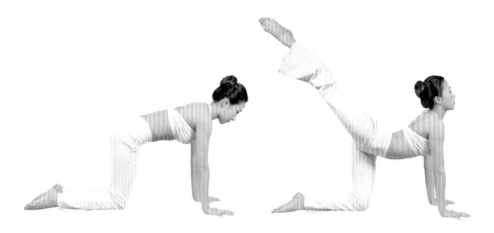

步骤1： 身体呈四脚板凳状跪立，双手和双膝着地，脚背贴地。双臂、双大腿分开一肩宽，且与地面垂直。

步骤2： 吸气，抬头。塌腰、提臀的同时右腿向后蹬出，尽量抬高右腿，身体重心上提。

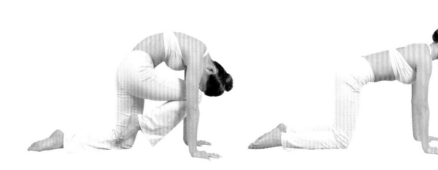

步骤3： 呼气，低头，收缩腹部，用右膝盖去触碰鼻尖。保持3次自然呼吸。

步骤4： 身体还原至初始姿势，换另一侧继续练习。

练习要诀

在练习过程中，保持双肩的放松，不要耸肩，不要向外翻转髋部，使髋部与地面平行。并将注意力集中在臀部，充分体验臀部肌肉收紧的感觉。

6.束角式：
保养子宫

在束角式中，练习者需分开大腿，使两膝最大限度地打开。该动作非常柔和，能使骨盆、背部和腹部都得到足够的血液供应和刺激，很好地保养子宫和卵巢。产后有漏尿症状的新妈妈，不妨多练习束角式。

建议练习时间：早上7点、中午1点、下午4点或睡前

难度指数：★★★

呼吸方式：腹式呼吸

练习次数：3次

功效：
缓解坐骨神经痛，防止疝气；调节女性的月经不调，保养子宫，增强卵巢功能。

功效：
矫正脊椎，增加背部、腹部、骨盆的血液循环。

功效：
放松膝关节及臀部关节，放松神经及情绪。

功效：
按摩腹部器官，灵活髋部，促进膀胱、双肾的健康。

请跟我一起练

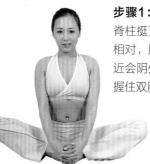

步骤1：坐姿，脊柱挺直，脚掌相对，脚后跟靠近会阴处，双手握住双脚。

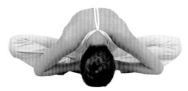

步骤2：身体向下压，依次把头、鼻子、下巴贴在地板上，双膝贴地，身体尽量贴近双脚。保持3次自然呼吸后放松。

练习要诀

初学者若做不到鼻子、下巴贴地，切勿勉强，做到极限，舒适伸展即可，也可把额头放在瑜伽枕上，以增加动作的舒适度。

7.炮弹式:
收紧盆底肌

炮弹式也称"抱膝压腹式"。顾名思义,就是仰卧,然后双手抱膝,尽量使膝盖、大腿靠近胸腹部。这个练习能够收紧盆底肌,促进深层的呼吸,帮助排出体内浊气。

建议练习时间:上午9点或下午3点

难度指数: ★★

呼吸方式:**腹式呼吸**

练习次数:3次

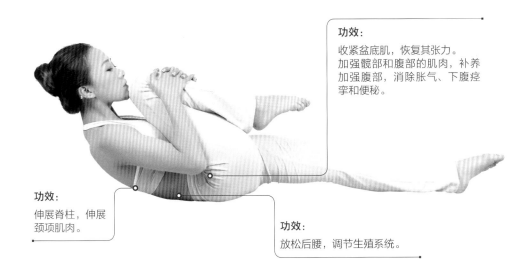

功效:
收紧盆底肌,恢复其张力。
加强髋部和腹部的肌肉,补养加强腹部,消除胀气、下腹痉挛和便秘。

功效:
伸展脊柱,伸展颈项肌肉。

功效:
放松后腰,调节生殖系统。

请跟我一起练

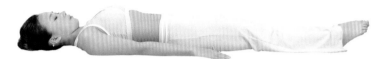

步骤1： 仰卧，两腿伸直，双臂自然垂于体侧，掌心贴地。

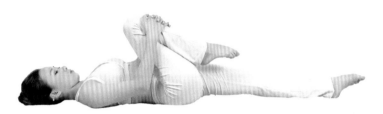

步骤2： 吸气，屈右膝，双手十指交叉，抱住右小腿。

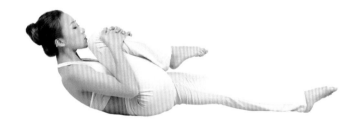

步骤3： 右大腿尽量靠近胸腹部，抬起上半身，用下巴去碰右膝盖。

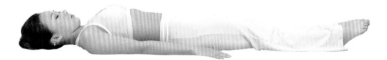

步骤4： 呼气，身体慢慢回复初始姿势。换另一条腿练习。

练习要诀

当下巴接触膝盖时，另一条腿不要抬离地面。注意力集中在动作和呼吸的配合上，动作要缓慢，体会深层呼吸时思绪安宁的感觉。

8.重叠半蹲式：
调正骨盆

满月后立即进行骨盆矫正是最为理想的。做重叠半蹲式单腿站立时，要求身体平衡和协调。该动作能够增强下肢的力量，有效地调正骨盆。

建议练习时间： 上午9点或下午2点
难度指数： ★★
呼吸方式： 腹式呼吸
练习次数： 4次

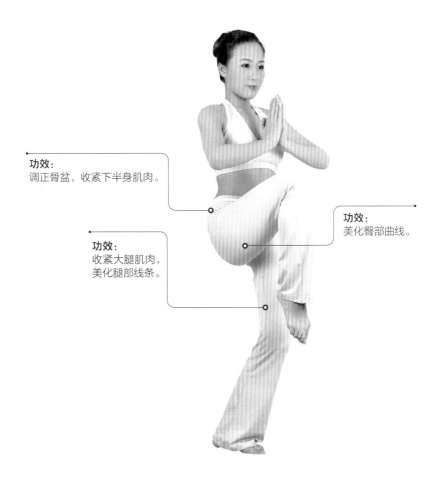

功效：
调正骨盆，收紧下半身肌肉。

功效：
收紧大腿肌肉，
美化腿部线条。

功效：
美化臀部曲线。

请跟我一起练

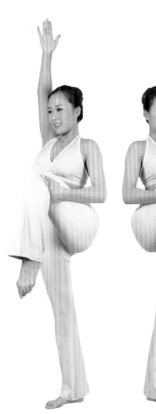 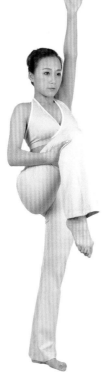 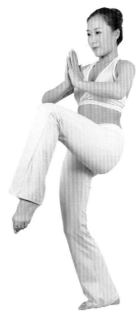 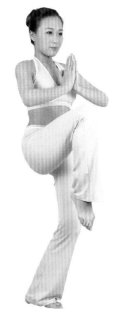

步骤1： 站立，腰背挺直。提起左膝，让膝盖尽量靠近胸部。左手扶于左腘窝处，右手臂向上伸直，贴近右耳，眼睛平视前方，保持10秒钟。

步骤2： 换另一边练习。保持10秒钟后回复到站姿。

步骤3： 弯曲右膝，提起左膝，左大腿与左小腿垂直，双手于胸前合十。维持身体的平衡，保持10秒钟。

步骤4： 做反方向的练习，然后还原、放松。

练习要诀

在练习的过程中，把注意力集中在骨盆上，保持骨盆端正、不偏斜。

9.燕子飞式：
提高骨盆承重力

燕子飞式就像一只正在起飞的燕子。经常练习此式,可以锻炼骨盆肌肉,提高骨盆的承重力。

建议练习时间： 上午9点或下午2点

难度指数： ★★★

呼吸方式： 腹式呼吸

练习次数： 3~5次

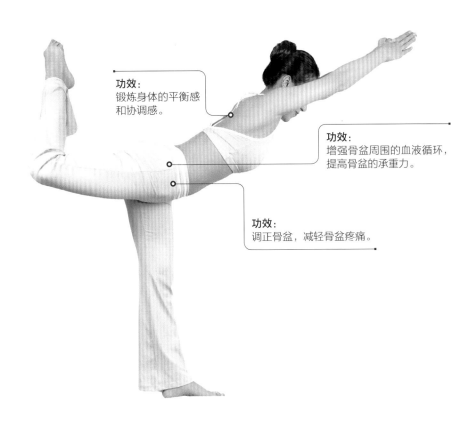

功效：
锻炼身体的平衡感和协调感。

功效：
增强骨盆周围的血液循环,提高骨盆的承重力。

功效：
调正骨盆,减轻骨盆疼痛。

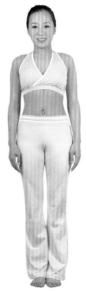

步骤1： 采取基本站姿，保持腰背挺直。

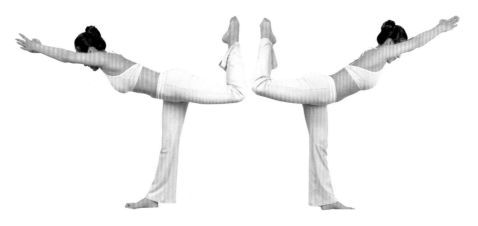

步骤2： 伸直右膝，左腿向后抬起，大腿与地面平行，小腿垂直于地面，脚尖绷直，双臂伸直、向前伸展，掌心相对，眼睛平视前方。注意保持身体的重心，10秒钟后缓缓放下左腿。

步骤3： 左、右腿交换练习，重复练习3次，直到发热、出汗。

练习要诀

在练习的过程中，保持身体平稳，如果不能使大腿平行于地面，可以稍微放低，但是要保持大腿与小腿垂直。

第四节 本周月子生活小细节

1. 应对产褥乳腺炎的方法

在母乳授乳期间发生的乳腺炎称为产褥乳腺炎，是由于处理不当引起化脓，或从乳头伤口进入化脓菌而引发的感染。表现为乳房红肿发硬，疼痛剧烈，体温可达38℃左右。严重者，积存的脓使乳房变得软且大，最后从乳头往外流脓，这时必须要切开排脓。

在产褥期4~7日左右容易引起乳汁滞留、发热，因此每次哺乳后要将乳房挤空。感觉乳房发硬或疼痛时，要尽早请医生诊治。在治疗初期，要常挤乳，或用冷毛巾暂时冷敷，以减轻症状，或遵医嘱使用抗生素和消炎药。

2. 应对产后口渴的方法

不少刚产下宝宝的妈妈会有口渴的症状，这一般是正常现象，只要在生活和饮食上注意调理症状就会缓解，不必过分担心。

❀ 增加饮水总量，科学补水

不论是顺产还是剖宫产，产妇都会有失血失水较多的情况，产后补水是非常重要的一个环节。通过饮食增加饮水量可以确保母婴健康，特别是母乳喂养的妈妈，更要注意补充水分。

哺乳的妈妈每次哺乳前和哺乳后都应及时补水。三正餐的进餐之前不要补水，可以是边吃边补充。补水量应依据代谢、消耗量以及天气情况等多种因素进行适当调整。

❀ 口渴警示着体渴

这里所指的"体渴"是产妇的饮食结构可能不太科学。一是由于饮水量不足，影响到产后妈妈对所摄入的食物的消化吸收，没有充分利用到食物中的营养素。二是饮食结构中配餐不合理。

✿ 多吃生物价较高的食物

食物蛋白质消化吸收后能被机体利用程度称为生物价。生物价越高的食物蛋白质的营养价值越高。最具代表的是鸡蛋和鱼这两大类。

✿ 每天必须摄入新鲜蔬菜

蔬菜以鲜嫩的为好，各类蔬菜总计不得少于 400 克（可食用的部分）。蔬菜中必须常有绿叶蔬菜，轮流调配黄花菜、香菇、蘑菇、黑白木耳等。

✿ 注意烹饪方法

烹饪以炖、煮、煨、蒸、汆、烧、拌为好。不吃烧烤类食品，少吃油炸食品。膳食中常以汤水较多的为佳。

只要注意了以上几种情况，调整饮食结构，不仅能解决口渴，也能解决体渴。

3. 保护好心灵的窗户——眼睛

十月怀胎及分娩的劳累，加之产后哺乳，新妈妈会感到身心疲惫，因此坐月子期间，新妈妈的主要任务是休息和适当活动。如果在这个时期用眼过度，新妈妈很容易落下眼痛的毛病。

✿ 新妈妈不宜多看电视

新妈妈在月子里应注意休息，要适当控制看电视的时间，否则眼睛会感觉疲劳。连续观看电视的时间不要超过 1 小时，在观看过程中，可闭上眼睛休息一会儿或起身活动一下。电视机的高度要合适，以略低于水平视线为宜。新妈妈要与电视机保持一定距离，最佳距离为电视机屏幕对角线长度的 5 倍，以减轻眼睛疲劳。最好不要把电视机放在卧室内，不要边哺乳边看电视，否则会减少母亲和宝宝感情交流的机会，对宝宝大脑的发育很不利；在观看电视时，母亲往往被电视情节所吸引，也会影响乳汁的分泌。

✿ 新妈妈不宜过多看书或织毛衣

有的新妈妈，尤其是职业女性，由于平时工作和家务十分紧张，很少有空余时间，于是就在产前准备了大量的书籍或毛线，想充分利用月子期多学点儿东西或织点儿毛衣。但看书需要长时间盯着书本，会使眼睛过于疲劳，时间一久就会出现看书眼痛的毛病。织毛衣也是如此，不但会使眼睛疲劳，而且由于必须长时间采取坐位，因此会影响颈项、腰背部肌肉的恢复，引起腰背疼痛。所以，新妈妈在月子期不宜多看书或织毛衣。

4. 注意清洁卫生和保养

产后的新妈妈要特别注意清洁卫生。勤清洗身体、勤换洗衣物，会让新妈妈身体处于健康的状态，同时，清洁会给新妈妈带来好心情。

全身的清洁：新妈妈很易流汗，所以要常擦拭身体（代替沐浴）以保持干爽舒适，但最好不单纯用水，用水与酒精混合在一起擦拭会起到更好的作用。

脸部的清洁及保养：洗脸及刷牙无须用酒精或盐，只用温开水即可，为预防头风或头痛绝不能用冷水。另外，脸部的清洁保养可以使用适合自己肤质的洗面乳及保养品。

局部的消毒：用柔软的纱布或棉布沾上清水、洁尔阴或高锰酸钾水清洗外阴和肛门，注意清洗时要从前向后，以防伤口感染。腹部伤口需用 75% 的酒精或碘伏清洗，清洗完毕后注意保持干燥，盖上消毒纱布，预防伤口感染。

5. 满月后可以出门透透气

满月后，如果新妈妈身体没有不适感，天气较好时可带小宝宝一起外出散步，呼吸新鲜空气，让心情开朗起来。

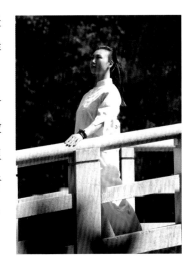

新妈妈不必把孩子托付给别人，只要推个小车就能出发。在附近的绿地、公园或广场散散步，会大大有益于身心。这个时候宝宝也会显得非常安静。因为他对这个世界有太多的好奇心。不过很快他就会在摇摇晃晃的小车里睡着，此时新妈妈也可以在路边的椅子上休息一会儿。

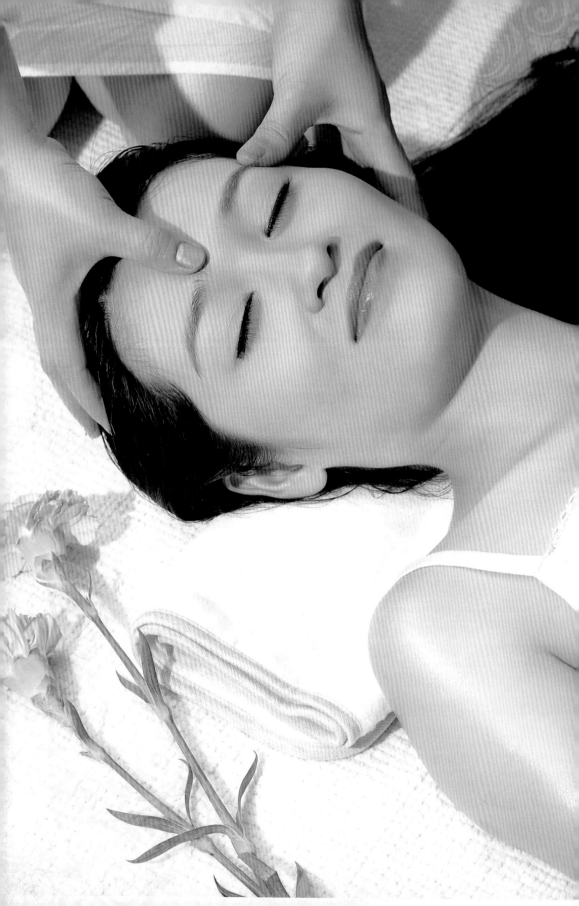

PART 06

New mother 5 week after production

✕

第六章
产后第5周的
体质调养方案

新妈妈在经历了产后前4周的恢复和调养，身体的各项机能
已经慢慢恢复，产后第5周新妈妈的恶露基本消失，腹部进
一步收缩，体形逐渐恢复；但此阶段仍不能掉以轻心，依旧
要多注意产后的伤口护理、身体症状以及日常饮食调养。

第一节 新妈妈本周的中医调养秘籍

1. 产后四肢关节痛

因为没请到阿姨，产后3天，希希就不得不半夜起来给宝宝喂奶了。喂完了奶，又起身给孩子把尿。恰值冬天，一不小心被冷风吹到。就因为这样，希希得了"月子病"，全身关节酸疼，困疼，伴有麻木感，浑身还怕冷、怕风，出虚汗，有时手不能握，整个胳膊用不上力，从肩膀到肘，再到腕、膝盖、脚踝都是如此，半年过去了还没见好。遇到天冷、有风，就有凉风钻到骨头里的感觉，即使在暑热天气，也必须戴护膝、护腕等才能感觉舒适。这让希希烦恼不已。

中医认为，产后妈妈曾经筋骨大开，身体很虚弱，加上又要照顾宝宝，过度劳累，导致风寒湿邪乘虚而入，并滞留在皮肤、经络、关节等处，阻碍了气血的运行，是出现产后关节疼痛的主要病因。

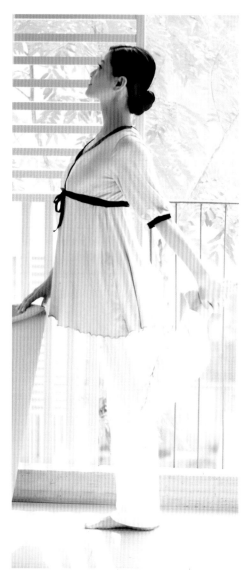

艾灸善于温通经脉；穴位贴敷能通经活络；中药包热敷可辛温散寒。这些简单有效的方法是产后妈妈扫除关节疼痛的有力武器。

✿ 灸疗法缓解肘关节疼痛

产后妈妈气血运行不畅，导致经脉闭阻，引起关节疼痛。艾灸善于温通经脉，最适合治疗因风寒湿邪引起的关节痹症。

选穴汇总：手三里穴　小海穴　曲池穴　手五里穴　内关穴

简单找穴法

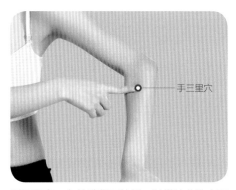

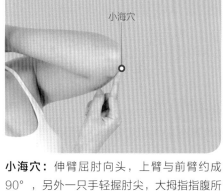

手三里穴： 在前臂背面外侧，肘横纹曲池穴下三指处。有舒筋活络、活血祛瘀的作用。

小海穴： 伸臂屈肘向头，上臂与前臂约成90°，另外一只手轻握肘尖，大拇指指腹所在的两骨之间即是该穴位。本穴为小肠经气血的汇合之处，配手三里治肘臂疼痛。

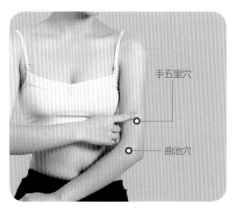

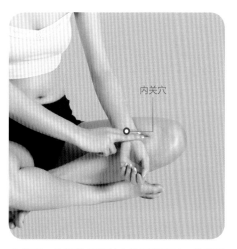

曲池穴： 肘关节弯曲成直角，在肘横纹的外侧凹陷处，即靠近拇指侧的皱纹处。有温阳散寒、活血止痛作用。配阿是等穴可治疗肘关节疼痛。

手五里穴： 屈肘，在曲池上四指处取穴。属于手阳明大肠经，可疏经通络。多用于治疗肘臂挛痛。

内关穴： 在腕关节横纹上约三指宽处，前臂正中两筋之间的凹陷处。具有祛风除湿、通络止痛的功效。

曲池穴灸疗法一：
悬灸

艾灸器材：艾条
最佳体位：站位、坐位

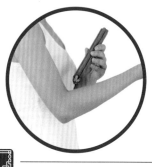

步骤：产后妈妈取站位或坐位。将灸条的一端点燃，正对曲池穴，与穴位局部皮肤成90°，距皮肤2~3厘米。每次5~10分钟。

注意事项

①灸后半小时不要用冷水洗手或洗澡。
②灸后多喝温开水。
③过饥过饱都不适合灸。

曲池穴灸疗法二：
火龙灸

艾灸器材：火龙灸器、艾炷
最佳体位：坐位

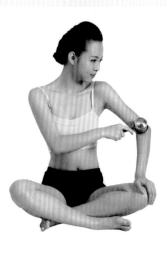

步骤：产后妈妈取坐位。将艾炷插入仪器中点燃，然后盖上盖子，正对曲池穴，贴于穴位上。每次10~20分钟。

手三里穴灸疗法一：
悬灸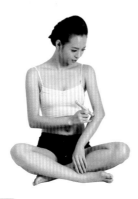

艾灸器材：艾条
最佳体位：坐位

步骤： 产后妈妈取坐位。将艾条的一端点燃，正对手三里穴，与穴位局部皮肤成90°，距皮肤2~3厘米。每次10~20分钟。

注意事项

①艾灸时，热度以能耐受的最大热感为佳。

②对于体虚、局部知觉迟钝的妈妈，操作时可将中、食两指分开，置于施灸部位的两侧，这样可以通过手指的感觉来测知穴位局部的受热程度，以便随时调节施灸的距离，防止烫伤。

手三里穴灸疗法二：
火龙灸

艾灸器材：火龙灸器、艾炷
最佳体位：坐位

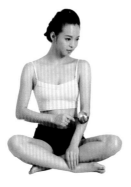

步骤： 产后妈妈取坐位。将艾炷插入仪器中点燃，然后盖上盖子，正对手三里穴，贴于穴位上。每次10~20分钟。

手五里穴灸疗法一：
悬灸 ◢

艾灸器材：艾条
最佳体位：坐位

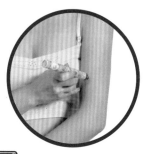

步骤：将艾条的一端点燃，正对手五里穴，与穴位局部皮肤成90°，距皮肤2~3厘米。每次10~20分钟。

注意事项

①艾灸时，热度以能耐受的最大热感为佳。

②对于体虚、局部知觉迟钝的妈妈，操作时可将中、食两指分开，置于施灸部位的两侧，这样可以通过手指的感觉来测知穴位局部的受热程度，以便随时调节施灸的距离，防止烫伤。

手五里穴灸疗法二：
火龙灸 ◢

艾灸器材：火龙灸器、艾炷
最佳体位：坐位

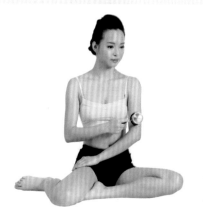

步骤：产后妈妈取坐位。将艾炷条插入仪器中点燃，然后盖上盖子，正对手五里穴，贴于穴位上。每次10~20分钟。

内关穴灸疗法：
悬灸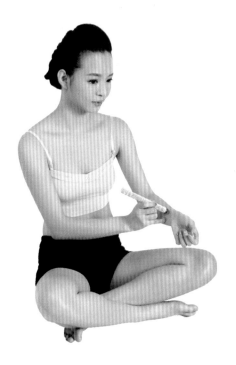

艾灸器材：艾条
最佳体位：坐位

步骤： 产后妈妈取坐位。将艾条的一端点燃，正对内
关穴，与穴位局部皮肤成90°，距皮肤2~3厘米。每次
10~20分钟。

注意事项

①艾灸时，热度以能耐受的最大热感为佳。

②对于体虚、局部知觉迟钝的妈妈，操作时可将中、食两指分开，置于施灸部位的两
侧，这样可以通过手指的感觉来测知穴位局部的受热程度，以便随时调节施灸的距
离，防止烫伤。

❧ 灸疗法缓解腕关节疼痛

疲劳、受寒、受凉等，都会使寒气瘀积，慢慢就侵入到关节里，致使腕关节疼痛。一旦腕关节疼起来，可能连拿筷子都会感觉费力。为了少受这种苦，妈妈们可以按照下面的方法做做艾灸，把关节里的寒气湿气都逼出来，这样疼痛就能得到有效的缓解了。

选穴汇总：阳溪穴　阳池穴　内关穴

简单找穴法

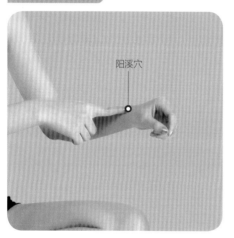

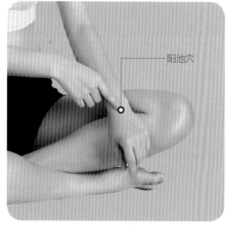

阳溪穴： 在手腕桡侧，拇指上翘，当两筋（拇长伸肌腱与拇短伸肌腱）之间，腕关节桡侧处取穴。所谓阳溪，就是阳气溪流的意思。具有通经活络的功效。

阳池穴： 手背腕横纹正中央稍微靠近小指处，第 3、4 掌骨间直上与腕横纹交点的凹陷处即是。阳池穴的位置正好在手背间骨的集合部位，可以恢复三焦经的功能，将热能传达到全身，可迅速畅通血液循环。

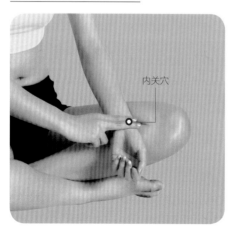

内关穴： 在腕关节横纹上约三指宽处，前臂正中两筋之间的凹陷处。具有祛风除湿，通络止痛的功效。

阳溪穴灸疗法一:
悬灸 ◢

艾灸器材:艾条
最佳体位:坐位

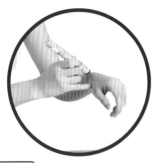

步骤: 产后妈妈取坐位。将艾条的一端点燃,正对阳溪穴,与穴位局部皮肤成90°,距皮肤2~3厘米。每次10~20分钟。

注意事项

①艾灸时,热度以能耐受的最大热感为佳。

②对于体虚、局部知觉迟钝的妈妈,操作时可将中、食两指分开,置于施灸部位的两侧,这样可以通过手指的感觉来测知穴位局部的受热程度,以便随时调节施灸的距离,防止烫伤。

阳溪穴灸疗法二:
火龙灸 ◢

艾灸器材:火龙灸器、艾炷
最佳体位:坐位

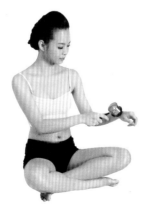

步骤: 产后妈妈取坐位。将艾炷插入仪器中点燃,然后盖上盖子,正对阳溪穴,贴于穴位上。每次10~20分钟。

阳池穴灸疗法一：
悬灸

艾灸器材：艾条
最佳体位：坐位

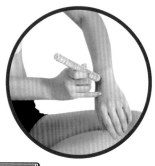

步骤：产后妈妈取坐位。将艾条的一端点燃，正对阳池穴，与穴位局部皮肤成90°，距皮肤2~3厘米。每次10~20分钟。

注意事项

①艾灸时，热度以能耐受的最大热感为佳。

②对于体虚、局部知觉迟钝的妈妈，操作时可将中、食两指分开，置于施灸部位的两侧，这样可以通过手指的感觉来测知穴位局部的受热程度，以便随时调节施灸的距离，防止烫伤。

阳池穴灸疗法二：
火龙灸

艾灸器材：火龙灸器、艾炷
最佳体位：坐位

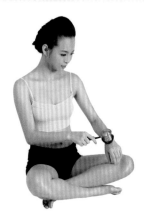

步骤：产后妈妈取坐位。将艾炷插入仪器中点燃，然后盖上盖子，正对阳池穴，贴于穴位上。每次10~20分钟。

内关穴灸疗法：
悬灸

艾灸器材：艾条
最佳体位：坐位

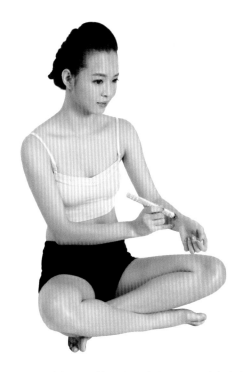

步骤： 产后妈妈取坐位。将艾条的一端点燃，正对内关穴，与穴位局部皮肤成90°，距皮肤2~3厘米。每次10~20分钟。

注意事项

①艾灸时，热度以能耐受的最大热感为佳。
②对于体虚、局部知觉迟钝的妈妈，操作时可将中、食两指分开，置于施灸部位的两侧，这样可以通过手指的感觉来测知穴位局部的受热程度，以便随时调节施灸的距离，防止烫伤。

✿ 灸疗法缓解膝关节疼痛

产后妈妈自己手拿艾条在膝关节周围找内膝眼、外膝眼、血海、阴陵泉、足三里等穴来艾灸。如果有热感或微热感并能顺着经络感传，向四周扩散，这是气至而有效。气顺了，痛的地方通了，疼痛也就减轻了。

选穴汇总：内膝眼穴 外膝眼穴 血海穴 阴陵泉穴 足三里穴

简单找穴法

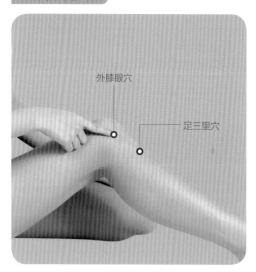

足三里穴： 在膝部的正下方，当膝关节弯曲成直角时，膝盖骨下方凹陷处下四指即是。能益气养阴，托毒外出。

外膝眼穴： 屈膝，在膝盖外侧，膝盖骨外侧凹陷处。活血通络，疏利关节。

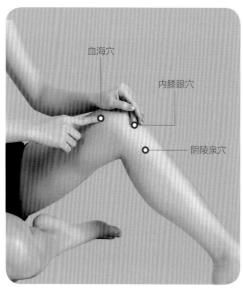

内膝眼穴： 屈膝，在膝盖内侧，膝盖骨内侧凹陷处。可疏通经络气血，使营卫调和而风寒湿热等邪无所依附，痹痛遂解。

血海穴： 伸直大腿时，膝盖内侧会出现一个凹陷，该处往大腿方向三指处即是。治风先治血，血行风自灭。此穴可以祛风清热、舒筋活血，与阳陵泉穴同灸对治疗膝关节疼痛效果更好。

阴陵泉穴： 在小腿膝关节内侧下摸到最凸的骨，其骨后下方凹陷处即是阴陵泉穴。能健脾理气。

内膝眼穴灸疗法一：
悬灸

艾灸器材：艾条
最佳体位：坐位

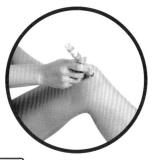

步骤： 产后妈妈取坐位。将艾条的一端点燃，正对内膝眼穴，与穴位局部皮肤成90°，距皮肤2~3厘米。每次10~20分钟。

注意事项

①艾灸时，热度以能耐受的最大热感为佳。
②对于体虚、局部知觉迟钝的妈妈，操作时可将中、食两指分开，置于施灸部位的两侧，这样可以通过手指的感觉来测知穴位局部的受热程度，以便随时调节施灸的距离，防止烫伤。

内膝眼穴灸疗法二：
火龙灸

艾灸器材：火龙灸器、艾炷
最佳体位：坐位

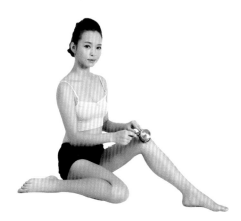

步骤： 产后妈妈取坐位。将艾炷插入仪器中点燃，然后盖上盖子，正对内膝眼穴，贴于穴位上。每次10~20分钟。

外膝眼穴灸疗法一：
悬灸

艾灸器材：艾条
最佳体位：坐位

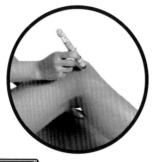

步骤：产后妈妈取坐位。将艾条的一端点燃，正对外膝眼穴，与穴位局部皮肤成90°，距皮肤2~3厘米。每次10~20分钟。

注意事项

①艾灸时，热度以能耐受的最大热感为佳。

②对于体虚、局部知觉迟钝的妈妈，操作时可将中、食两指分开，置于施灸部位的两侧，这样可以通过手指的感觉来测知穴位局部的受热程度，以便随时调节施灸的距离，防止烫伤。

外膝眼穴灸疗法二：
火龙灸

艾灸器材：火龙灸器、艾炷
最佳体位：坐位

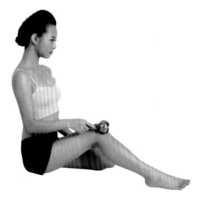

步骤：产后妈妈取坐位。将艾炷插入仪器中点燃，然后盖上盖子，正对外膝眼穴，贴于穴位上。每次10~20分钟。

血海穴灸疗法一：
悬灸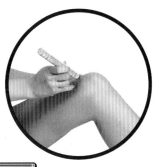

艾灸器材：艾条
最佳体位：坐位

步骤：产后妈妈取坐位。将艾条的一端点燃，正对血海穴，与穴位局部皮肤成90°，距皮肤2~3厘米。每次10~20分钟。

注意事项

①艾灸时，热度以能耐受的最大热感为佳。

②对于体虚、局部知觉迟钝的妈妈，操作时可将中、食两指分开，置于施灸部位的两侧，这样可以通过手指的感觉来测知穴位局部的受热程度，以便随时调节施灸的距离，防止烫伤。

血海穴灸疗法二：
火龙灸

艾灸器材：火龙灸器、艾炷
最佳体位：坐位

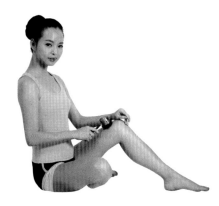

步骤：产后妈妈取坐位。将艾炷插入仪器中点燃，然后盖上盖子，正对血海穴，贴于穴位上。每次10~20分钟。

阴陵泉穴灸疗法一：
悬灸

艾灸器材：艾条
最佳体位：坐位

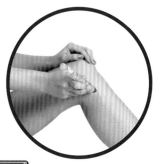

步骤： 产后妈妈取坐位。将艾条的一端点燃，正对阴陵泉穴，与穴位局部皮肤成90°，距皮肤2~3厘米。每次10~20分钟。

注意事项

①艾灸时，热度以能耐受的最大热感为佳。

②对于体虚、局部知觉迟钝的妈妈，操作时可将中、食两指分开，置于施灸部位的两侧，这样可以通过手指的感觉来测知穴位局部的受热程度，以便随时调节施灸的距离，防止烫伤。

阴陵泉穴灸疗法二：
火龙灸

艾灸器材：火龙灸器、艾炷
最佳体位：坐位

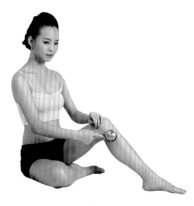

步骤： 产后妈妈取坐位。将艾炷插入仪器中点燃，然后盖上盖子，正对阴陵泉穴，贴于穴位上。每次10~20分钟。

足三里穴灸疗法一：
悬灸 ◢◢

艾灸器材：艾条
最佳体位：坐位

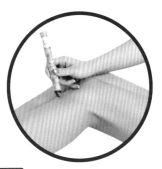

步骤： 产后妈妈取坐位。将艾条的一端点燃，正对足三里穴，与穴位局部皮肤成90°，距皮肤2~3厘米。每次10~20分钟。

注意事项

①艾灸时，热度以能耐受的最大热感为佳。
②对于体虚、局部知觉迟钝的妈妈，操作时可将中、食两指分开，置于施灸部位的两侧，这样可以通过手指的感觉来测知穴位局部的受热程度，以便随时调节施灸的距离，防止烫伤。

足三里穴灸疗法二：
火龙灸 ◢

艾灸器材：火龙灸器、艾炷
最佳体位：坐位

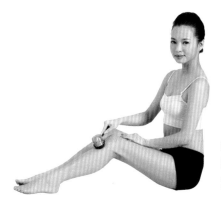

步骤： 产后妈妈取坐位。将艾炷插入仪器中点燃，然后盖上盖子，正对足三里穴，贴于穴位上。每次10~20分钟。

🌸 灸疗法缓解踝关节疼痛

通过艾灸的燃烧产生的热力、药效加速踝关节局部血液循环，疏通经络，达到对部位疼痛的缓解。

选穴汇总：丘墟穴　昆仑穴　太溪穴　解溪穴

简单找穴法

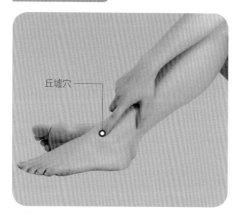

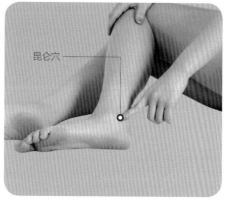

丘墟穴：沿着外踝前缘和下缘各做一条直线，两条直线交会的凹陷处即是。有疏通经络、散除局部气息壅滞的功效。

昆仑穴：脚踝正后方凹陷处即是。刺激作用于该穴位，能激发经气运行，以达到宣通气血、调整阴阳、扶正祛邪的目的。

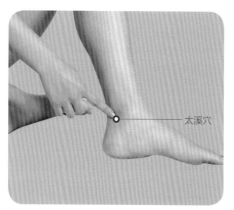

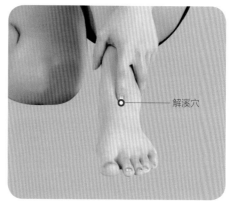

太溪穴：足内踝后方凹陷处。太溪穴是肾经的原穴，也就是肾脏的元气居住的地方，经常刺激，具有滋阴补肾、通调三焦的作用。

解溪穴：正坐。一腿屈膝，脚平放，用同侧的手掌扶小腿 1/3处，大拇指在上，四指指腹循胫骨直下至足腕处，在系鞋带位置，两筋之间的凹陷处即是解溪穴。通经活络、疏风散寒。

丘墟穴灸疗法一：
悬灸 ◢

艾灸器材：**艾条**
最佳体位：**坐位**

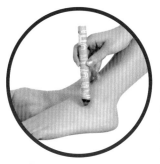

步骤：产后妈妈取坐位。将艾条的一端点燃，正对丘墟穴，与穴位局部皮肤成90°，距皮肤2~3厘米。每次10~20分钟。

注意事项

①艾灸时，热度以能耐受的最大热感为佳。

②对于体虚、局部知觉迟钝的妈妈，操作时可将中、食两指分开，置于施灸部位的两侧，这样可以通过手指的感觉来测知穴位局部的受热程度，以便随时调节施灸的距离，防止烫伤。

丘墟穴灸疗法二：
火龙灸 ◢

艾灸器材：**火龙灸器、艾炷**
最佳体位：**坐位**

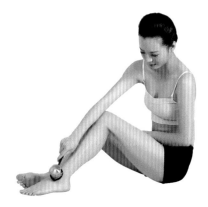

步骤：产后妈妈取坐位。将艾炷插入仪器中点燃，然后盖上盖子，正对丘墟穴，贴于穴位上。每次10~20分钟。

昆仑穴灸疗法一：
悬灸 ▲

艾灸器材：艾条
最佳体位：坐位

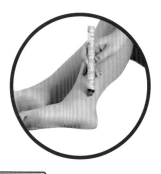

步骤：产后妈妈取坐位。将艾条的一端点燃，正对昆仑穴，与穴位局部皮肤成90°，距皮肤2~3厘米。每次10~20分钟。

注意事项

①艾灸时，热度以能耐受的最大热感为佳。

②对于体虚、局部知觉迟钝的妈妈，操作时可将中、食两指分开，置于施灸部位的两侧，这样可以通过手指的感觉来测知穴位局部的受热程度，以便随时调节施灸的距离，防止烫伤。

昆仑穴灸疗法二：
火龙灸 ▲

艾灸器材：火龙灸器、艾炷
最佳体位：坐位

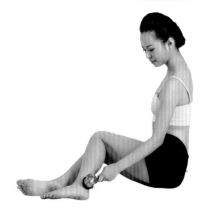

步骤：产后妈妈取坐位。将艾炷插入仪器中点燃，然后盖上盖子，正对昆仑穴，贴于穴位上。每次10~20分钟。

太溪穴灸疗法一：
悬灸 ◢

艾灸器材：艾条
最佳体位：坐位

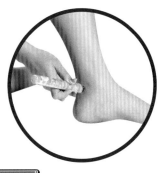

步骤： 产后妈妈取坐位。将艾条的一端点燃，正对太溪穴，与穴位局部皮肤成90°，距皮肤2~3厘米。每次10~20分钟。

注意事项

①艾灸时，热度以能耐受的最大热感为佳。
②对于体虚、局部知觉迟钝的妈妈，操作时可将中、食两指分开，置于施灸部位的两侧，这样可以通过手指的感觉来测知穴位局部的受热程度，以便随时调节施灸的距离，防止烫伤。

太溪穴灸疗法二：
火龙灸 ◢

艾灸器材：火龙灸器、艾炷
最佳体位：坐位

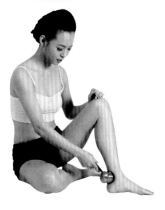

步骤： 产后妈妈取坐位。将艾炷插入仪器中点燃，然后盖上盖子，正对太溪穴，贴于穴位上。每次10~20分钟。

解溪穴灸疗法一：
悬灸 ◢

艾灸器材：艾条
最佳体位：坐位

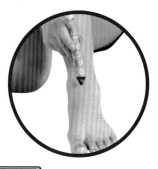

步骤：产后妈妈取坐位。将艾条的一端点燃，正对解溪穴，与穴位局部皮肤成90°，距皮肤2~3厘米。每次10~20分钟。

注意事项

①艾灸时，热度以能耐受的最大热感为佳。

②对于体虚、局部知觉迟钝的妈妈，操作时可将中、食两指分开，置于施灸部位的两侧，这样可以通过手指的感觉来测知穴位局部的受热程度，以便随时调节施灸的距离，防止烫伤。

解溪穴灸疗法二：
火龙灸 ◢

艾灸器材：火龙灸器、艾炷
最佳体位：坐位

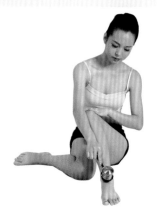

步骤：产后妈妈取坐位。将艾炷插入仪器中点燃，然后盖上盖子，正对解溪穴，贴于穴位上。每次10~20分钟。

🌸 中药包热敷

中药包热敷对产后妈妈的益处：我们在用中药包热敷治疗时，重点应祛风、散寒、除湿；辅以补肝肾，强筋骨。我们选取生姜、小茴香、花椒等能辛温、散寒、祛风止痛药物，对缓解关节疼痛大有益处。

中药包制作和使用方法 ◢

配方：粗盐100克，生姜15克，小茴香15克，花椒15克，独活10克，羌活10克。

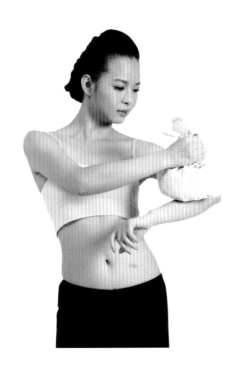

步骤1： 将中药磨粉，入锅干炒。炒热后，加入250毫升醋再炒，炒至醋完全吸入药中。

步骤2： 把炒好的药分别放入20厘米×30厘米的两个棉布袋中。

步骤3： 每次使用前将药袋上笼蒸15分钟，或微波炉加热15分钟，即成。

步骤4： 用干毛巾包裹药包，使其不烫皮肤。

步骤5： 产后妈妈取站位或坐位。将药包放于四肢关节疼痛的部位。

步骤6： 当药包慢慢冷却时，逐层拿掉包裹的毛巾。一般每天热敷40分钟左右。药袋可反复使用10天左右。

❋ 刮痧法

刮痧能活血通络，可以有效缓解四肢关节疼痛。妈妈们平时如果感觉到关节疼痛了，就拿起刮痧板来，哪里痛就刮哪里。不过刮的方向一定要对，要顺着气血运行的方向才会更有效果。

面刮法 ◢

刮痧介质：刮痧板、刮痧油
最佳体位：坐位
术前放松：产后妈妈在疼痛的四肢关节处涂抹刮痧油，并轻轻揉按。

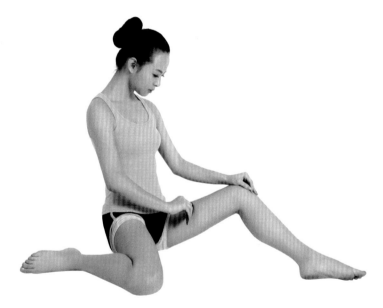

步骤：产后妈妈取坐位。用刮痧板在四肢关节处由上往下，刮至肌肤微红。

注意事项

①力度以产后妈妈能承受的力道为限。
②要掌握手法轻重，由上而下顺刮。
③时时保持肌肤润滑，以免刮伤皮肤。
④饱食后或饥饿时不宜刮痧。

2. 阴道修复（松弛、阴道炎）

宝宝的降临给家庭带来了巨大的喜悦，但在喜悦的同时，顺产的妈妈也常常为产后身材的恢复问题而感到担心。尤其是顺产的宝宝对出生时的"必经之路"——阴道的"破坏"，更是让很多新妈妈手足无措。妈妈们在生产的时候，胎儿从阴道滑出，阴道会遭到一定的破坏，容易造成阴道松弛。当阴道的自然防御功能受到破坏时，病原体易于侵入，从而又会引发阴道炎。产后阴道炎和阴道松弛等症会给产后妈妈将来的健康带来极大的威胁。

为了消除身体隐患，不让美满的生活蒙上难言的阴影，妈妈们在疾病来袭时可通过各种中医外治法将它降服。

❀ 灸疗法

阴道，位居肝经循行之处，故病属肝经。阴道松弛，又属气虚，所以取穴以肝经为主，方法以益气固摄为原则。灸中极、曲骨、会阴是从局部益气收摄，促进阴道皱襞弹性纤维修复，灸太冲具有疏肝理气、益气敛气的功效。

选穴汇总：太冲穴　中极穴　曲骨穴　会阴穴

▎简单找穴法

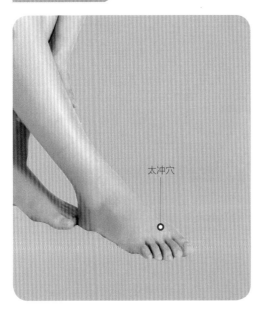

太冲穴

太冲穴：在足背侧，当第1跖骨间隙的后方凹陷处。<u>疏肝理气，益气敛气。</u>

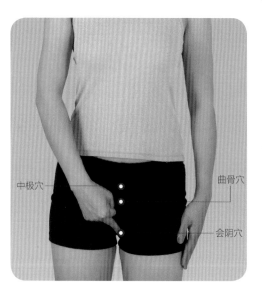

中极穴：位于下腹部，前正中线上，当脐中下 4 寸。从局部益气收摄，促进阴道皱襞弹性纤维修复。

曲骨穴：位于腹下部耻骨联合上缘上方凹陷处。仰卧位，在前正中线上，耻骨联合上缘的中点处。从局部益气收摄，促进阴道皱襞弹性纤维修复。

会阴穴：大阴唇后联合与肛门连线的中点。从局部益气收摄，促进阴道皱襞弹性纤维修复。

灸疗法一：
悬灸 ◢

艾灸器材：艾条
最佳体位：坐位

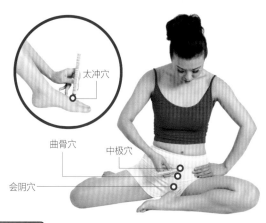

步骤：产后妈妈取坐位。将艾条的一端点燃，正对太冲穴、中极穴、曲骨穴、会阴穴，与穴位局部皮肤成 90°，距皮肤 2~3 厘米。每次 10~20 分钟。

注意事项

①艾灸时，热度以能耐受的最大热感为佳。

②对于体虚、局部知觉迟钝的妈妈，操作时可将中、食两指分开，置于施灸部位的两侧，这样可以通过手指的感觉来测知穴位局部的受热程度，以便随时调节施灸的距离，防止烫伤。

灸疗法二：
六孔艾灸盒灸

艾灸器材：六孔艾灸盒、六根艾条
最佳体位：仰卧位

步骤： 产后妈妈取仰卧位。将艾条点燃后分别插入艾灸盒孔中。然后将艾灸盒放在腹部上。每次盒灸1小时，每天1次。

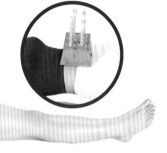

注意事项

艾灸盒可以根据需要调整位置，一次温灸腹部诸穴。

✹ 中药熏蒸法

产后妈妈阴道松弛，一是由于分娩时撕裂受伤；二是由于性激素的松弛作用。后者在月子期慢慢消失，但前者的作用却呈不可逆性。用熏蒸的方法主要在于益气养血，促进伤口恢复，虽说不能恢复如初，但是效果还是非常明显的。

中药包的制作和使用方法

器材：熏蒸袋，中药方剂
最佳体位：坐位
配方：粗盐100克，黄芪50克，当归身30克，吴茱萸20克，炙甘草20克。

步骤1： 将中药材装入布袋，然后放入蒸发器中。
步骤2： 预热5~10分钟后把衣服脱掉，然后再坐到熏蒸袋里。熏蒸的时间不宜过长，每次最多30分钟。

注意事项

①饥饿、过度疲劳、饮食之后都不宜进行熏蒸。
②体质虚弱，有开放性创口和患有感染性等疾病的妈妈也不宜进行熏蒸。
③经期不宜熏蒸。

3.乳房下垂、变形

尺寸并不是衡量胸部的唯一标准，拥有健康挺拔的胸部，才是身体曲线最大的亮点。

可是产后乳房松弛、变形、下垂，这些问题犹如梦魇一般，苦苦纠缠着大多数妈妈。如果你选择不管不顾，继续忽视，那么你就给自己的幸福埋下了危机的种子。它时刻在酝酿着，不经意间就会爆发，然后瞬间将你的幸福外壳给撑裂。

如果想要摆脱这种噩梦，就拿出行动来，开始关爱呵护胸部吧！坚持按摩、刮痧、运动，做一个随时随地都美丽自信的辣妈。

❧ 胸部变形让女人的自信降到零下

张小姐是跨国公司白领。她的身材火辣，胸部饱满高耸，曲线迷人。每年夏天她都会去泳池一展风姿。每当穿上比基尼，她都能赢得无数女人的羡慕和男人的青睐。结婚后，老公还偷偷地告诉她，第一次注意到她就是因为她傲人的曲线。

一年之后两人的爱情有了结晶，张小姐生了个漂亮的宝宝。乐极生悲，给宝宝断乳之后，张小姐竟然发现自己最骄傲的乳峰出现了下垂，如果不借助塑形胸衣，乳房就像松松垮垮的两个布袋。张小姐很怕因为这个事情影响老公对自己的感情。尽管老公表示对她会像以前一样好，但张小姐忍不住偷偷地跑到整形美容医院去咨询，医生得知她已经结婚生子后，建议她不要为了美丽再挨上一刀。

刚好她有个朋友认识我，听说通过中医治疗可以恢复迷人曲线，她就赶紧要了我的手机号，拨通了我的电话。

听张小姐抱怨完，我让她不要着急，然后给她分析了一下乳房下垂的原因。在哺乳期内，乳房内部腺体的分泌达到最高峰，产生大量乳汁，导致乳房增大、变重，悬吊和支撑乳房的弹性组织受到长时间的牵拉而向下伸长，变得松弛。哺乳期过后，这些弹性组织如果恢复得不好，就会导致乳房下垂。

张小姐告诉我，她的工作很忙，每天没有太多的时间锻炼。我告诉她，可以试试艾灸，通过灸疗可以刺激弹性组织恢复和增长，锻炼乳房上方的胸部肌肉。胸部肌肉发达了，就会提升乳房，矫正下垂。

除了艾灸，我建议她坚持游泳。游泳是一项能够辅助锻炼胸部肌肉的运动。

张小姐高兴地说，她一定会依照我的建议坚持实施。一个月后她给我发来短信，告诉我锻炼已经初见成效，乳房开始有点挺了，她和老公的感情也越来越好。如果张小姐持之以恒，相信过不了几个月，她的胸部又可以骄傲地"挺起来"了。

那么，导致产后胸部瘪下去的元凶究竟有哪些呢？主要有三大类：

❶ 皮肤弹性变差、过度饮食：过度饮食和运动量少必然导致体内脂肪堆积，虽然胸部看上去胀了，但大家要知道太大的胸部是最容易下垂的。加上产后胸部皮肤弹性变差，没有及时做护理的话，已经可以预见到日后胸部下垂、副乳严重的情景了。

❷ 有奶水却不喂奶：有的妈妈相信喂奶会让乳房下垂，因此放弃了母乳喂养的机会。但产后涨奶不可避免，多余的乳汁没得到释放，很容易造成乳腺阻塞，乳房健康堪忧！

❸ 选错文胸：怀孕时穿过小的文胸，很容易造成胸部外扩；产后没有及时调整文胸尺寸，穿过大的文胸，胸部没有得到足够的支撑，久而久之就下垂了。

所以产后妈妈要小心谨慎，不要掉入这些误区中，不然不仅丢了身材，也遗失了自信。

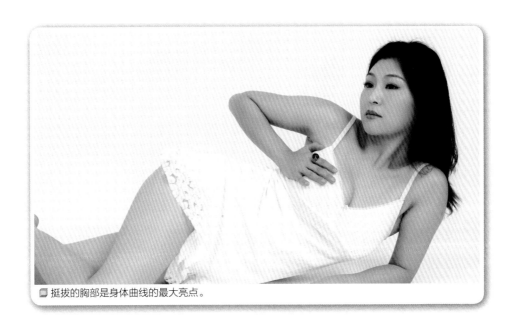

🖼 挺拔的胸部是身体曲线的最大亮点。

🌸 按摩法

按摩会加强胸部和乳房的血液循环，提高代谢能力，能使局部骨肉丰满，且富有弹性。同时，按摩乳房能使交感神经和副交感神经系统活跃，从而促进乳腺的发育，乳房就会变得更加丰满挺拔，从而保持优美曲线。

按摩手法：
掌擦法 ◢

按摩介质：市售丰胸液、丰胸乳
最佳体位：坐位、站位
术前放松：产后妈妈把丰胸液或丰胸乳均匀柔和地涂抹在整个乳房上，并轻轻按摩。

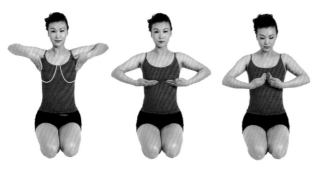

步骤1：产后妈妈取坐位或站位。将两掌紧贴胸部外侧，用掌面由乳房的外侧均匀柔和地往下摩擦至乳房根部，再由乳根沿着乳沟往上摩擦。

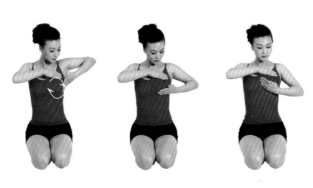

步骤2：接着用右手紧贴锁骨下方的胸部肌肉，左手则放至乳房外侧。用右掌根自胸大肌正中部着力，横向推按左侧乳房至腋下，同时，左手沿着乳房外缘向内侧用力。两手同时用力进行摩擦。

注意事项

①注意摩与移协调、连贯，流畅自然，一气呵成。
②用莲蓬头以冷热水交换刺激胸部的穴位，也能达到使胸部紧实的效果。

❀ 灸疗法

产后妈妈想要恢复美丽的胸形，艾灸也是补救的方法之一。艾灸有补气升阳的功效，能帮助妈妈们恢复气血，从而使乳房挺拔。

选穴汇总：胸乡穴　乳根穴　期门穴　膻中穴

简单找穴法

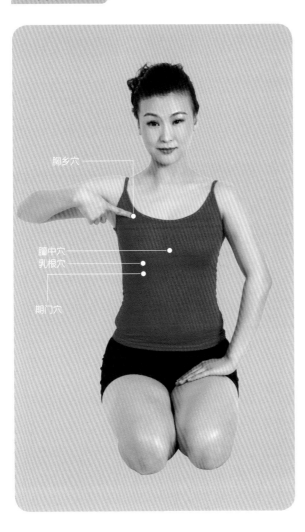

胸乡穴
膻中穴
乳根穴
期门穴

胸乡穴：在胸外侧部，当第3肋间隙，距前正中线6寸。补气升阳，提拔乳房。

乳根穴：位于人体的胸部，当乳头直下，乳房根部，当第5肋间隙，距前正中线4寸。对乳上部的肌肉物质（脾土）有承托作用，是乳部肌肉承固的根本，有燥化脾湿的功效。

期门穴：锁骨中点垂直向下第6肋间隙（即肋骨之间的凹陷）处，距前正中线4寸。补气以托乳。

膻中穴：在胸部，前正中线上，平第4肋间，两乳头连线的中点。是人体的气之汇所、气之门户，理胸中之气，使气顺胸展。

灸疗法一：
火龙灸 ◢

艾灸器材： 火龙灸器、艾炷
最佳体位： 坐位

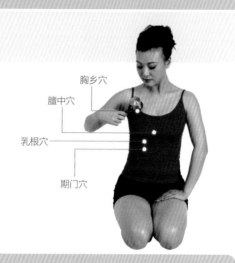

胸乡穴
膻中穴
乳根穴
期门穴

步骤： 产后妈妈取坐位。将艾炷插入仪器中点燃，然后盖上盖子，依次灸疗胸乡穴、乳根穴、期门穴、膻中穴。每次10~20分钟。

灸疗法二：
悬灸 ◢

艾灸器材： 艾条
最佳体位： 坐位

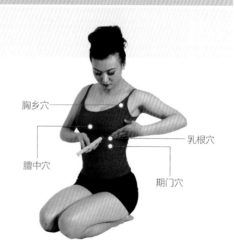

胸乡穴
乳根穴
膻中穴
期门穴

步骤： 产后妈妈取坐位。将艾条的一端点燃，依次灸疗胸乡穴、乳根穴、期门穴、膻中穴。灸疗时，艾条与穴位局部皮肤成90°，距皮肤2~3厘米。每次10~20分钟。

注意事项

①艾灸时，热度以能耐受的最大热感为佳。
②对于体虚、局部知觉迟钝的妈妈，操作时可将中、食两指分开，置于施灸部位的两侧，这样可以通过手指的感觉来测知穴位局部的受热程度，以便随时调节施灸的距离，防止烫伤。

❀ 局部敷药法

中药包的制作和使用方法 ◢

配方：木香10克，当归15克，川芎15克，威灵仙15克，黄芪16克，甲片10克，香附15克，黄精10克。

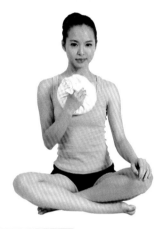

步骤1：将中药磨粉，入锅干炒。炒热后，加入250毫升醋再炒，炒至醋完全吸入药中。

步骤2：把炒好的药分别放入40厘米×30厘米的两个棉布袋中。

步骤3：每次使用前将药袋上笼蒸15分钟，或微波炉加热15分钟，即成。

步骤4：用干毛巾包裹药包，使其不烫皮肤。

步骤5：产后妈妈将药包放在胸部，当药包慢慢冷却时，逐层拿掉包裹的毛巾。

> **注意事项**
>
> 一般每天热敷40分钟左右。药袋可反复使用10天左右。

❀ 食疗法

　　均衡的营养是美胸的第一步，乳房要得到充足均衡的营养，才能保持健美，避免下垂。很多食材具有一定的美胸效果，如果想要让胸部形状与弹性状态持续美观，那不妨平时多摄取下列这些食物！

　　胶质类食物：猪脚、鸡脚、动物蹄筋、海参等。这些食物有丰富的胶质，可以增加胸部胶原蛋白的补充量提升弹性，而其中的蛋白质还可以促进激素产生，帮助胸部发育。

　　海鲜类食物：蛤蜊、牡蛎、青蚵、孔雀贝等海产，这些海鲜含有丰富的锌，可以促进激素分泌，让胸部变得丰满、挺而美。

　　蔬果类食物：莴苣和山药含有丰富的植物性激素，对胸部发育有一定帮助。木瓜则是很好的丰胸圣品，尤其是青木瓜含有较多的木瓜酵素，添加肉类一起炖煮，可以帮助蛋白质消化，促进乳腺发育。

4. 产后脱发

中医认为，看一个人的气血，要看他的头发。头发不听话，真的可以让人做什么事情都变得没信心了。

当发丝梳出性感的弧度，便能摇曳出一面动人的风姿。如果发丝纠缠成一团乱麻，也许我们的烦恼就不止三千了。

很多产后妈妈反应，产后脱发现象严重，每次洗头发都不敢直颜面对。

怀孕时孕妇体内雌激素量增多，使妊娠期的头发成为一生中最好的时期。这些头发寿命长，在"超期服役"。一旦孩子降临人间，体内雌激素含量开始减少，体内性激素的比例恢复到怀孕前的正常平衡状态。因雌激素的"降低"，使那些"超期服役"的头发纷纷退役；与此同时，新的秀发又不能一下子生长出来。

这种短期内"青黄不接"的情况，就形成脱发。

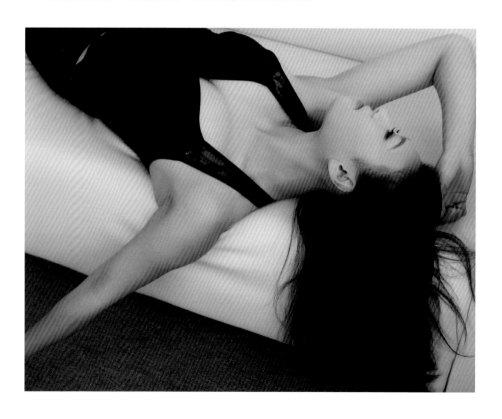

精神因素与头发的关系很密切。据说伍子胥过五关时，因为焦虑过度，一夜之间黑发变成了白发。有些产妇希望能生个男孩子，结果生了个女孩子，大失所望，内心不悦；再加上来自各方面的许多精神压力，种种负面情绪和沉重的心理负担会导致产妇毛发脱落。头发脱落又会成为新的精神刺激因素，如此循环不止，脱发越来越多。

营养不足：按理说，对产妇的营养供应应该是很丰富的，不会存在营养不足的问题。但是，有许多产妇怕坐了"月子"后会发胖，影响体形美，因而节食、挑食，加上哺乳期营养的需要量又比平时高，如果再遇上食欲不振、消化不良或者吸收差，使蛋白质、维生素、无机盐和微量元素缺乏，从而影响头发的正常生长与代谢而致脱发。

妊娠期反应使孕妇呕吐不断、产生厌食等会造成营养不良，进而影响头发的生长。

❀ 简易方

❶ 可选用益香当红膏或加味四君子汤。益香当红膏选用红参、阿胶、当归等制成煎膏剂；加味四君子汤选用中药人参、白术、茯苓、炙甘草、熟地等，煎汤剂服用。

❷ 用中药菊花、蔓荆子、千柏叶、川芎、桑白皮根、白芷、细辛、旱莲草等，煎水外洗。

❀ 中药方

阴血亏虚型：治疗以益气养血、生发为主。方药：当归 15 克，白芍 18 克，熟地 20 克，制首乌 18 克，阿胶 10 克（烊化），天麻 9 克，菟丝子 18 克，丹参 18 克，木瓜 9 克，羌活 5 克。每日 1 剂，分 3 次服用。中成药可用神应养真丹。

脾虚血亏型：治疗以健脾、养血、生发为主。方药：党参 12 克，黄芪 18 克，炒白术 10 克，云苓 18 克，陈皮 9 克，桂圆肉 10 克，炒枣仁 18 克，制首乌 18 克，桑葚 9 克，当归 15 克，炙甘草 9 克，大枣 5 枚。中成药可用归脾丸。

肾虚型：治疗以补肾、生发为主。方药：制首乌 20 克，菟丝子 20 克，补骨脂 10 克，枸杞子 15 克，云苓 18 克，当归 15 克，山药 30 克，丹参 18 克，黑豆 10 克。中成药可用七宝美髯丹。

🌸 按摩法

用 1 支 20 毫升的维生素 B$_1$ 液洒在头上，用右手五指从前额神庭穴向后梳到后发际哑门穴，共梳 36 次，然后用左手和右手的五指分别梳头部两侧，各梳 36 次；五指合拢叩打百会穴 54 次；两拇指分别点振两侧的翳风、翳明、风池等穴 3 次，每次 10 秒；用拇指压揉三阴交穴 15 秒，压拨 5 次，压振 3 次，每次 10 秒，用掌心劳宫穴压在脱发处或头发稀疏处，震颤 5 次，每次持 10 秒。

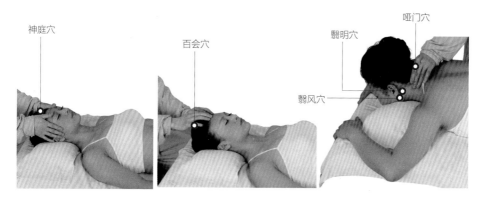

🌸 食疗法

将中药菟丝子、茯苓、石莲肉、黑芝麻、紫珠米等，用旺火煮开后加适量水，用微火煮成粥，加少许食盐食之。每日 1~2 次，可连服 10~15 日。此粥滋补肾阴健脾，适用于脾肾阴虚的脱发者。

中医认为，黑芝麻有润养身体和气血的作用，它能滋养经脉、滋补肝肾，适合我们长期食用。我们可以在吃面或者吃米饭的时候加上一勺，饭也会变得特别香。如果买不到黑芝麻酱，可以用黑芝麻代替。舀一勺来吃，一直嚼到非常细，再咽下去。

按照中医的说法，核桃是补肾的佳品，肾功能的强弱与头发的好坏有着最直接的联系，所以养发得从调理肾脏开始。

何首乌与酒一起泡，乌发的效果更明显。因为酒是通血脉的，头发变白跟血脉不通、经络不畅有很大的关系。酒的性质是推动气血往上走，因此能把何首乌的药性往上带，使头发能有效吸收何首乌的成分。

第二节 新妈妈本周的饮食调养秘籍

1.月子期吃水果有讲究

　　传统观念认为，水果属于生冷食物，吃了会导致乳汁减少、腰酸腿痛、月经不调等。事实上，现代科学早已证明新妈妈可以在月子里适当吃水果。产后，新妈妈身体虚弱，需要大量的营养物质帮助身体快速恢复。因此，坐月子期间不吃水果的陋习一定要纠正。

　　水果含丰富的维生素、矿物质、果胶和有机酸等成分。坐月子期间适当吃些水果，不仅可以增加食欲、预防便秘，还可以促进泌乳，从而有助养育宝宝。然而水果虽好，但不要吃得过多，以免影响其他食物的摄入，导致营养的摄入不全面。此外，新妈妈不同于常人，吃水果还要注意以下问题：

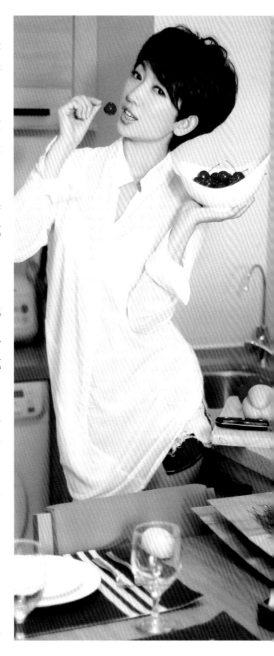

　　■ 产后的最初几天，新妈妈脾胃虚弱，不要吃太多偏寒凉性的水果，如西瓜等。

　　■ 吃水果要有规律，最好在饭后或两餐间吃些水果，这样不会增加消化道的负担。

　　■ 避免吃凉的东西。刚从冰箱拿出来的水果，要放在室温下过一会儿再吃。

　　■ 注意清洁，彻底清洗干净或去皮。

2. 及时补钙很重要

哺乳期间的新妈妈，每天大约需要摄取1200毫克的钙，才能使分泌的乳汁中含有足够的钙，乳汁分泌量越大，钙的需求量就越大。因此，新妈妈如不补充足量的钙，会引起腰酸背痛、腿脚抽筋、牙齿松动、骨质疏松等月子病，还会导致新生儿发生佝偻病、囟门闭合延迟、乒乓头、四方头、盗汗等病症，影响其牙齿萌出、体格生长和神经系统的发育。

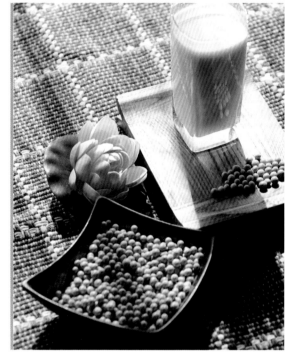

如何补钙？一是按照我国饮食习惯，产后每天至少喝250毫升的牛奶，也可适量饮用酸奶；二是饮食要多选用豆类或豆制品，同时多选用奶酪、海米、芝麻或芝麻酱、西蓝花等，保证每天钙的摄取量至少达到800毫克；三是由于食物中的钙含量不好确定，所以最好在医生的指导下补充钙剂；四是多去户外晒太阳，并做产后保健操，促进骨密度恢复，增加骨硬度。

3. 鸡蛋虽好，多吃无益

有的新妈妈为了加强营养，坐月子期间常以多吃鸡蛋来滋补身体的亏损，甚至把鸡蛋当成主食来吃。吃鸡蛋并非越多越好，医学研究表明，分娩后数小时内最好不要吃鸡蛋，因为在分娩过程中体力消耗大、出汗多、体液不足、消化能力下降，若分娩后立即吃鸡蛋，会难以消化，从而增加胃肠负担。

在整个月子期间，根据对新妈妈的营养标准规定，每天需要蛋白质 100 克左右，因此每天吃鸡蛋 2~3 个就足够了。研究还表明，新妈妈或普通人每天吃 10 个鸡蛋与每天吃 3 个鸡蛋，其身体所吸收的营养是一样的，因此吃多了鸡蛋并没有好处。

同样道理，油炸食物也较难消化，并且其营养在油炸过程中已经损失很多，比其他食物营养成分要差，新妈妈不应多吃，多吃并不能给新妈妈增加营养，反而会增加肠胃负担，容易发胖。

4. 不要吃得过量

产后过量的饮食不但会让新妈妈在孕期体重增加的基础上进一步肥胖，而且对于产后的恢复并无益处。如果新妈妈是母乳喂养婴儿，奶水很多，食量可以比孕期稍增，但也要注意食量最多增加之前 1/5 的量；如果奶量正好够宝宝吃，食量与孕期等量便可；如果新妈妈没有奶水或不准备母乳喂养，食量和非孕期差不多就可以了。

5. 防止进补过度

有的新妈妈为了补充营养，天天不离鸡，餐餐有鱼肉，其实这样做有很大的害处。

滋补过量容易导致肥胖。新妈妈肥胖会使体内糖和脂肪代谢失调，引发各种疾病，对健康影响极大。调查表明，肥胖的新妈妈冠心病的发生率是正常人的 2~5 倍，糖尿病的发生率足足高出了 5 倍。

新妈妈营养太丰富，必然使奶水中的脂肪含量增多，即使宝宝胃肠能够吸收，也会使宝宝发育不均、行动不便，成为肥胖儿；若宝宝消化能力较差，不能充分吸收，就会出现腹泻，而长期慢性腹泻又会造成营养不良。

第三节 新妈妈本周必学的产后健身运动

到了本周，新妈妈的身体已基本恢复到孕前水平了，所以，从本周起开始积极地健身吧！下面的运动不仅有利于巩固身体机能，还能甩掉脂肪，逐步恢复孕前的曼妙身材。不过，需要提醒的是，有些动作难度比较大，新妈妈可以根据身体的具体状况量力而行，切不可急功近利。

1.点脚运动：
按摩腹腔器官

建议练习时间：产后第5周

难度指数：★★

练习次数：每天2~3组，每组重复10次

功效：
此项运动可锻炼腹部及大腿的肌肉，燃烧脂肪；按摩腹部器官，促进消化功能的恢复，预防便秘。

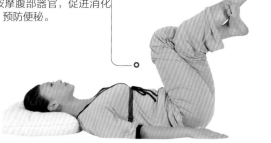

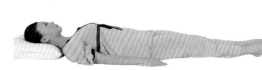

请跟我一起练

步骤1：仰卧平躺，双脚并拢，双手自然放在身体两侧，掌心向下。

步骤2：吸气，双腿向上抬起，屈双膝，将右膝绕过左膝，右脚钩住左小腿，保持姿势1~2分钟，自然呼吸。

2.脚板滑动运动：
锻炼腿脚功能

建议练习时间：产后第2~5周（注："建议练习时间"只是针对单项动作而言，新妈妈可以在不同时期练习单项动作，而全套运动在指定周练习最佳。）

难度指数：★

练习次数：每天2~3组，每组重复10次

功效：
锻炼腹部及大腿的肌肉，恢复大腿、小腿和脚部的力量，让腿部恢复到孕前纤细修长的状态。

请跟我一起练

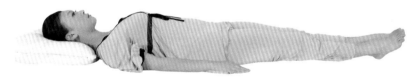

步骤1：仰卧平躺，双脚并拢，双手自然放在身体两侧，掌心向下。

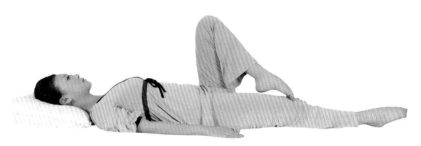

步骤2：吸气，绷起右脚背，向上慢慢屈左膝，让左脚趾滑至右膝盖处停留，保持3~5次深呼吸。呼气，左腿慢慢向下滑回原位。反方向练习。

3.双腿开合运动：
恢复腿部力量

建议练习时间：产后第2~5周

难度指数：★★

练习次数：每天2~3组，每组重复10次

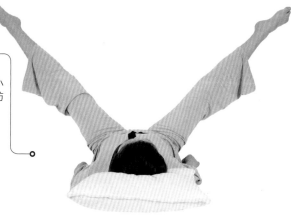

功效：

锻炼腹部及大腿肌肉，恢复大腿、小腿的力量，拉伸腿部内侧肌肉，预防水肿。

请跟我一起练

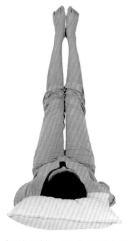

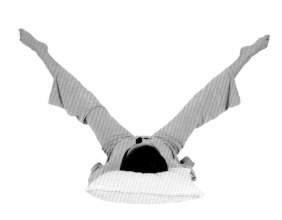

步骤1： 仰卧平躺，双脚并拢，双手自然放在身体两侧，掌心向下。吸气，用力抬起双腿，使之垂直于地面。

步骤2： 呼气，将双腿缓缓往两侧平行展开；吸气，并拢还原，如此重复练习。（这个姿势要求腹部力量很大，新妈妈可以采取靠墙的办法来进行练习。）

4.手脚抬高运动：
预防便秘

建议练习时间：产后第2~5周

难度指数：★★

练习次数：每天2~3组，每组重复10次

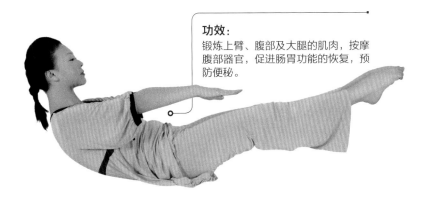

功效：
锻炼上臂、腹部及大腿的肌肉，按摩腹部器官，促进肠胃功能的恢复，预防便秘。

请跟我一起练

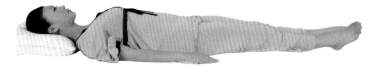

步骤1： 仰卧平躺，双脚并拢，双手自然放在身体两侧，掌心向下。

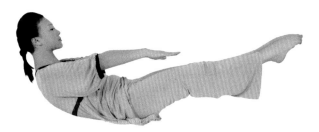

步骤2： 吸气时，同时抬起头部、上半身、双腿及手臂，用腹部的力量控制住这个姿势，让头顶和脚趾保持在一条直线上，手臂与地面保持平行。自然呼吸，保持3~5次深呼吸，切记不要屏气。呼气，还原躺下。

5.步步莲花式：
排除子宫瘀血 ◢

步步莲花式也称"蹬自行车式"，练习时需要双脚来回交替，模拟空中蹬自行车状。它能使疲劳的双腿和双脚恢复活力，灵活僵硬的髋部，排出子宫瘀血。

建议练习时间：早晨7点或晚上9点

难度指数：★★

呼吸方式：腹式呼吸

练习次数：每天2~3组，每组重复10次

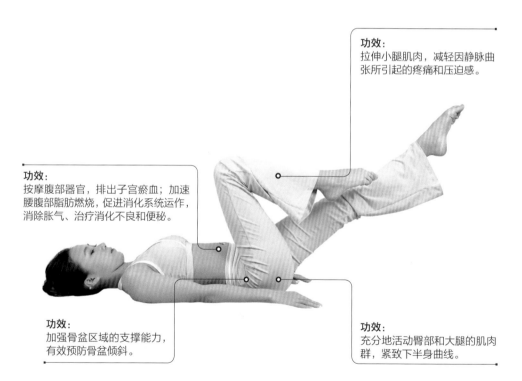

功效：
拉伸小腿肌肉，减轻因静脉曲张所引起的疼痛和压迫感。

功效：
按摩腹部器官，排出子宫瘀血；加速腰腹部脂肪燃烧，促进消化系统运作，消除胀气、治疗消化不良和便秘。

功效：
加强骨盆区域的支撑能力，有效预防骨盆倾斜。

功效：
充分地活动臀部和大腿的肌肉群，紧致下半身曲线。

请跟我一起练

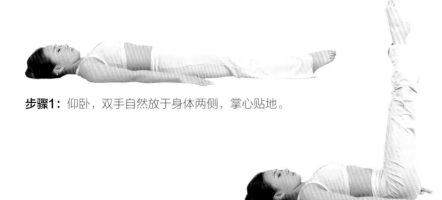

步骤1：仰卧，双手自然放于身体两侧，掌心贴地。

步骤2：吸气，双腿竖直上举，至与地面垂直。

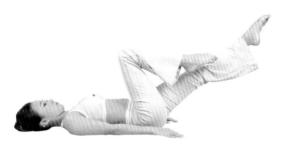

步骤3：呼气，左腿绷直下落，直至与地面成60°。右腿屈膝，大腿、小腿成90°，大腿向胸口方向弯曲靠拢。

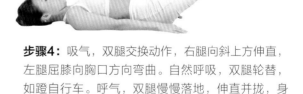

步骤4：吸气，双腿交换动作，右腿向斜上方伸直，左腿屈膝向胸口方向弯曲。自然呼吸，双腿轮替，如蹬自行车。呼气，双腿慢慢落地，伸直并拢，身体仰卧休息，恢复至初始姿势。

练习要诀

在整个练习的过程中，记住放松上半身，在动作进行时腹部应用力内收。腿部伸展动作的大小以摇晃上半身为准。

6.坐角式：
帮助子宫复位

坐角式能够伸展和放松大腿后侧的韧带和肌肉，促进骨盆区的血液循环，同时还能强化子宫的功能。对于新妈妈而言，这是一个非常有益的体式。每天坚持练习，可以加快子宫的修复。

建议练习时间：上午9点或下午2点
难度指数：★★★★
呼吸方式：腹式呼吸
练习次数：3次

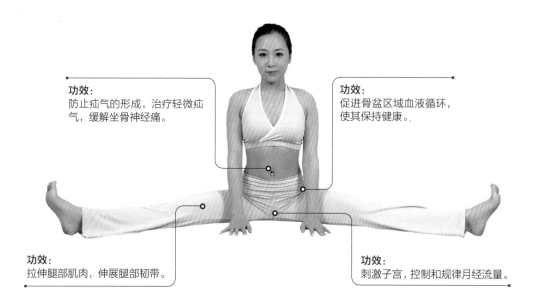

功效：
防止疝气的形成，治疗轻微疝气，缓解坐骨神经痛。

功效：
促进骨盆区域血液循环，使其保持健康。

功效：
拉伸腿部肌肉，伸展腿部韧带。

功效：
刺激子宫，控制和规律月经流量。

请跟我一起练

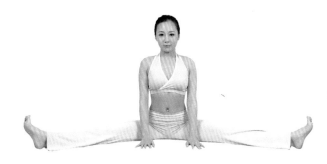

步骤1： 坐在地上，双腿大大分开呈"一"字形，保持脊柱挺直，双手放在腿上或是大腿内侧。

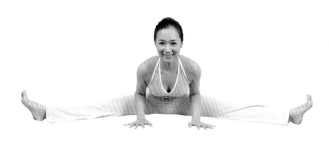

步骤2： 双手放于身体前方的地面上。吐气，上半身慢慢向前弯，保持腿部伸直和背部挺直。保持30秒钟，并自然呼吸。

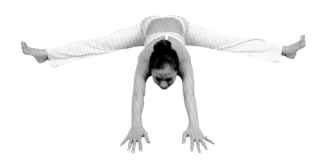

步骤3： 双手尽量向前伸，使腹部尽可能地贴近地面，保持腿部伸直和背部挺直。均匀的呼吸，保持30秒钟后放松。

练习要诀

在练习的过程中，背部始终保持平直，不能弯曲，否则会压迫骨盆，使之变形。关注大腿内侧的拉伸和背部的伸展，放松肩膀和头部。

227

7.会阴收束法：
恢复阴道弹性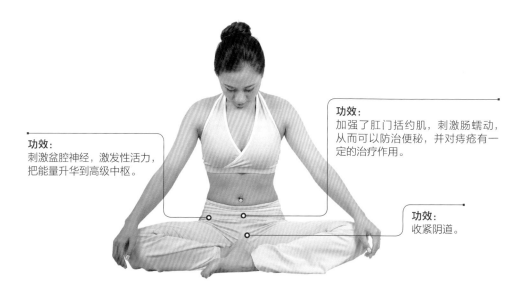

会阴收束法象征了瑜伽的终极目标，用限制心神的活动，去体验生命的本体。这个练习应该在瑜伽姿势及呼吸练习后进行。建议初学者通过练习提肛契合法，强壮会阴肌肉，使自己学会控制这些肌肉，以增强会阴收束法的效果。

建议练习时间：早上7点、下午2点或睡前
难度指数：★★
呼吸方式：腹式呼吸
练习次数：4次

功效：
加强了肛门括约肌，刺激肠蠕动，从而可以防治便秘，并对痔疮有一定的治疗作用。

功效：
刺激盆腔神经，激发性活力，把能量升华到高级中枢。

功效：
收紧阴道。

请跟我一起练

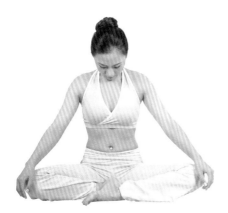

步骤1： 采取舒适的瑜伽坐姿（最好是至善坐），双手掌心轻搭双膝，闭上双眼。

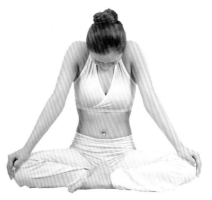

步骤2： 吸气，耸肩。呼气，低头。

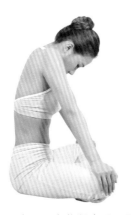

步骤3： 悬息，用力收紧会阴。尽量长久地保持收缩的时间。

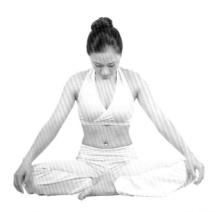

步骤4： 吸气，抬头。呼气，放松肩膀和会阴部位。

练习要诀

悬息时不吸气也不呼气，在悬息时，可以同时做收颌收束法。会阴收束法的重点在于对生殖器与肛门之间的区域（即会阴部位）施加强大的身体压力，并使其加以收缩。

8.肩桥式：
加强盆底肌韧度

产后，骨盆肌肉会因极度扩张而变得脆弱。肩桥式是一个比较温和的向后弯曲的体式，能够很好地活动和加强盆底肌，缓解骨盆的压力，加速弹性和韧度的恢复。

建议练习时间：上午9点或下午2点

难度指数：★★

呼吸方式：腹式呼吸

练习次数：4次

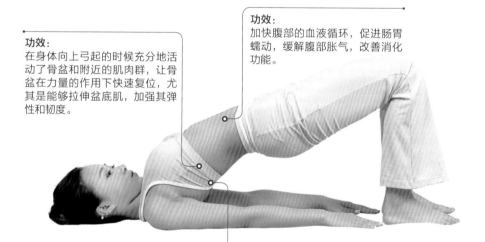

功效：
在身体向上弓起的时候充分地活动了骨盆和附近的肌肉群，让骨盆在力量的作用下快速复位，尤其是能够拉伸盆底肌，加强其弹性和韧度。

功效：
加快腹部的血液循环，促进肠胃蠕动，缓解腹部胀气，改善消化功能。

功效：
使背部和肾脏更加强健，有效减少腰痛现象的发生。

请跟我一起练

步骤1： 仰卧，双腿并拢，双臂放于身体两侧，掌心向下。

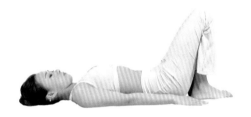

步骤2： 屈膝，双脚脚后跟尽量靠近臀部，双手前伸，靠近双脚。

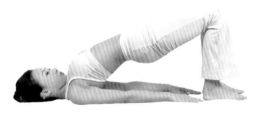

步骤3： 深深地吸气，抬起上半身、臀部及大腿。双掌下压，用双肩和双脚撑地，收紧臀部肌肉，保持数秒钟。

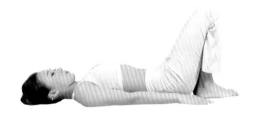

步骤4： 呼气，腰部和臀部缓缓下降、贴地。接着缓缓伸直双腿，身体还原至初始姿势。

练习要诀

在练习过程中，保持肩膀不离地、脚趾尖始终朝向正前方的状态，以加强大腿、腹部前侧肌肉群的拉伸。

第四节 本周的月子生活小细节

1. 产后肌肤的日常护理方法

许多新妈妈在分娩过后，因为激素的影响，肌肤较孕前有明显的变化。最常见的是肌肤变得干燥粗糙、皮肤色泽黯淡、肤质不再适合化妆，以及产生黑斑、雀斑等。在这种情况下，千万不可灰心，也不要因为忙于照顾宝宝和家务而放弃产前一直进行的护肤工作，要积极地进行复原和保养，早日重拾自信、美丽的自我。

清洁。洗脸是维持肌肤美丽的第一步。若只是用清水清洗，是无法把肌肤中老化的皮脂、汗水、污垢或残妆清洗干净的，如让它们残留在脸上，会使肌肤失去透明感，因此要彻底清洗脸部。卸妆后，要用性质温和的洗面奶洗脸，取适量在掌心上，以水揉出泡沫后在脸上来回打圈按揉，然后用水冲洗。

润肤。分娩后，新妈妈肌肤会缺乏水分。为了使肌肤恢复活力及弹性，必须补充水分和油分，维持肌肤的湿润平衡，这样才能使肌肤有光泽且富有弹性，并且防止肌肤松弛、老化。以化妆水补充润泽，是每天保养的第二步。倒适量的化妆水在化妆棉上，先搽拭在脸颊部、唇部及眼睛周围较干的部位，然后仔细搽在容易出油的鼻子及四周、额头。

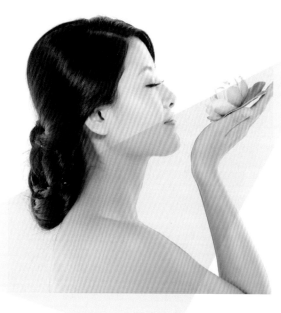

调理。补充的水分、油分会因干燥的空气、室内的冷气、日间的紫外线或在晚间睡眠时蒸发，因此需用乳液或晚霜来保持肌肤的润泽，这是每天基本保养的第三步。把乳液或晚霜轻拭在脸上，特别干燥的部位可重复使用。

2. 坚持凯格尔训练

进行凯格尔训练，首先要找到耻骨尾骨肌。耻骨尾骨肌在双腿之间，当你收缩阴道时就可以感受到这两块肌肉的存在。在确定肌肉的位置之后，便可以进行练习。

新妈妈仰卧在床上，将一个手指轻轻插入阴道，尽量将身体放松，然后主动收缩肌肉夹紧手指，在收缩肌肉时吸气，你能够感到肌肉对手指的包裹力量；当放松肌肉时，呼气。重复以上动作 10 次，每次肌肉持续收缩 3 秒，然后放松 3 秒。等到熟练后，可以不需要借助手指来练习放松和收缩肌肉。坚持下来，你会收到意想不到的效果。

3. 哺乳期要坚持避孕

刚刚分娩的女性，在哺乳期月经尚未恢复时进行性生活，如果不采取避孕措施，也容易受孕。哺乳确实能使某些女性的卵巢和子宫功能受到抑制，从而停止排卵和行经。但是，这种作用并非是永恒不变的，一段时间后就会恢复排卵和月经周期。有不少新妈妈在月经恢复以前就已排卵了，在哺乳期不知不觉怀孕的现象被人们称为"暗怀"。

通常情况下，产后 1 个月，新妈妈如果不喂奶，卵巢的排卵功能就会开始恢复。即使是哺乳的女性，产后 3 个月内也会恢复排卵。月经一般在排卵后半个月出现，在这期间如果不采取避孕措施，就有可能怀孕。因此，不能以月经来潮与否来决定是否避孕。

一般来说，自然分娩的妈妈在产后 5~6 周可根据身体恢复情况适当进行性生活，但一旦恢复性生活，一定要做好避孕措施。如果在此时不小心再次怀孕，不仅会使乳汁分泌减少，使婴儿的生长发育受到影

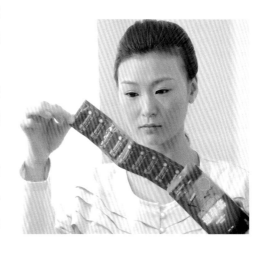

响，而且对新妈妈尚未完全康复的身体也是一次冲击，对新妈妈的身心均会造成伤害。

特别注意的是，哺乳妈妈不要抱有侥幸心理，一定要坚持避孕。

4. 恢复身段从点滴做起

产后的新妈妈要想重新找回好身材，就得从生活的点滴做起。

❧ 对比孕前适当调整

怀孕的时候由于腹部肌肉变弱，孕妈妈的骨盆会因为向前倾而引发背痛以及肩胛骨与背部下方肌肉的疼痛。而产后，随着新妈妈营养和运动量的增加，这种状况都能逐渐改变。新妈妈要根据自己怀孕前的正常姿势，再对比怀孕期间所造成的非正常姿势，确定哪些姿势是需要调整的。

有些新妈妈经过一段时间的调养和锻炼，别的地方都瘦下来了，唯独小肚子依然"久攻不下"。仔细观察就会发现，这主要与新妈妈抱宝宝的姿势有关。怀孕中后期的时候，胎儿的重量把新妈妈向前牵拉，这时必须微微向后靠来保持平衡。而分娩之后，有些妈妈还是习惯性后靠，尤其是抱宝宝的时候，不知不觉保持往后靠的姿势，在这种情况下，小肚子当然越来越突出了。因此，妈妈抱宝宝时，要尽量调整自己的姿势，不要往后靠。

❧ 注意保持正确的姿势

如果新妈妈不加以注意，身材变形问题会日趋严重，最终成为定式。为了恢复美好的体态，在生活中要注意保持以下正确的姿势：

■ 站立的时候，将体重均匀地分配在双脚上，维持膝盖的柔软度，使它们不会因站直而僵硬。

■ 收缩腹部，并将臀部向内与向下收缩，有助于矫正骨盆的姿势；将肩膀往下并向后压，同时伸长脖子和背部，收缩下巴。

良好的姿势意味着身体各部分的平衡，所以要特别注意。需要提醒的是：一个人的姿势虽然主要受反射神经控制，但也会受到疲劳、肌肉的衰弱与心情的影响，所以产后要保持良好的心情，注意休息，使身体尽快恢复。

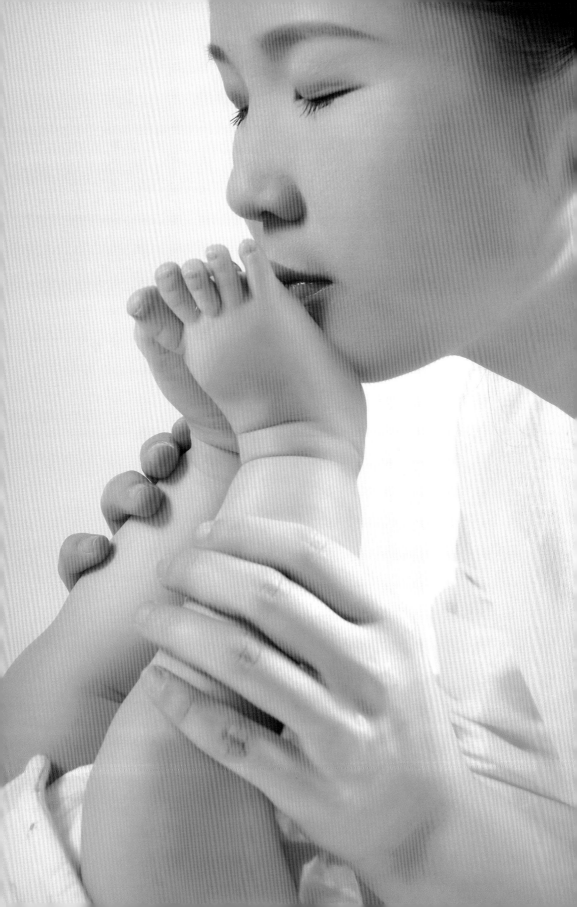

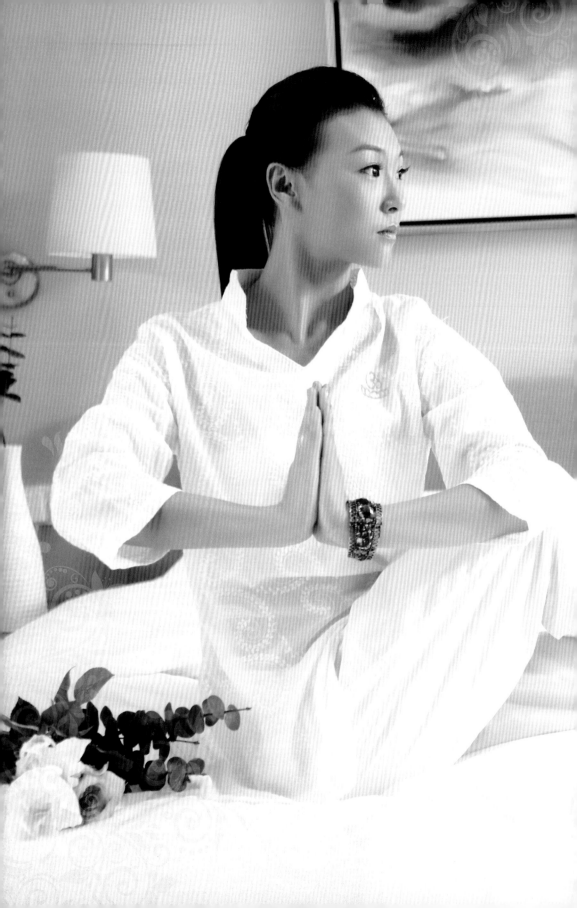

PART 07

New mother 6 week
after production

✕

第七章
产后第6周的
体质调养方案

进入产后第6周，大多数妈妈的身体已经恢复到孕前正常水平了。度过这一周，妈妈们的月子生活就即将告一段落了，此时不少新妈妈有一种"终于要解放了"的感觉。不过，越到最后关头，越不能松懈，新妈妈一定要做好最后一周的身体调养工作，为整个月子期画上完美的句号。

第一节 新妈妈本周的中医调养秘籍

1. 产后腰痛

十个产后妈妈有九个在喊"腰痛"，因此，腰痛被列为月子病之首。妈妈的骨盆和子宫可以说是帮助宝宝来到人世间的最大功臣了，它们"功高"，却也"劳苦"，特别是经过妊娠和生产，早已疲惫不堪。

为了更好地修护骨盆和子宫，并做到对症下药，妈妈们一定要尽早了解导致腰痛的各种病因。以下是总结出来的几大主要病因：

❶ 刚生完宝宝的妈妈，骨盆和韧带在一段时间内都是处于松弛状态的，这时的腹部肌肉根本没有力气，当然会把腰部扯痛啦。

❷ 产后妈妈大多身体很虚弱，气血运行也不是很畅通，加上起居不慎受到了寒湿的侵袭，所导致的经络不通，令恶露无法及时排出体内，瘀积在盆腔里，最终又导致了腰痛。

❸ 产后活动少，总是躺或坐在床上休养，致使体重增加，腹部赘肉增多，从而增大了腰部肌肉的负荷，这也会造成腰肌劳损。特别要提醒妈妈们的是，如果在产后过早地穿上高跟鞋，会使身体重心前移，通过反射作用而波及腰部，也会使腰部产生酸痛感。

❹ 产后妈妈要经常弯腰照料宝贝，如洗澡、穿衣服、换尿布、从摇篮里抱起宝贝等，或经常久站、久蹲、久坐，或束腰过紧等，都会导致腰肌劳损，从而诱发腰痛。

艾灸、贴敷、热敷等方法都有祛风、散寒、除湿的功效，能有效地解决腰痛问题，让产后妈妈无病一身轻。

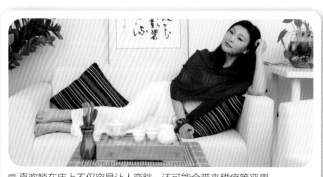

喜欢躺在床上不仅容易让人变胖，还可能会带来腰痛等恶果。

✿ 灸疗法

腰痛，生病的部位在腰上，病性属虚实夹杂。产后妈妈的腰痛，主要是因其分娩之后，肾脏疲惫、血脉空虚，身体尚未恢复，为了照顾宝宝常常久站、久蹲、久卧或频繁弯腰，如果此时再有起居不慎的情况，腰部便会受到风寒湿邪的入侵，由此引发腰痛。所以我们在治疗时，首先应当祛风、散寒、除湿；其次是补肾益精，温经通络。

选穴汇总：肾俞穴 大肠俞穴 委中穴 关元穴 天枢穴 后溪穴 合谷穴

简单找穴法

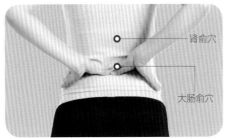

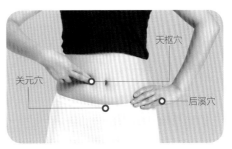

肾俞穴： 双手放在腰侧髂骨上，四指朝前，拇指朝后，两拇指触碰到的位置即是第4腰椎骨，往上三指处是第2腰椎骨，在第2腰椎棘突下再旁开两指的位置即是肾俞穴。益肾强腰，祛邪通络。

大肠俞穴： 两手掐腰，四指在后面，拇指在前面，拇指尖处是第4腰椎棘突，以该腰椎棘突下为基点，旁开两指。益肾强腰，祛邪通络。

关元穴： 肚脐下四指处。关元是关藏着人体元气的护法真神，也就是人们常说的丹田，是人体真气、元气生发的地方。所以产后妈妈艾灸关元，可以激发肾气，补充真元。

天枢穴： 肚脐旁开三指。调理三焦气机，疏理腹部气机，减轻骨盆负担。

后溪穴： 轻握拳，手掌感情线之尾在小指下侧边凸起如一火山口状处，即是该穴。祛邪通络。

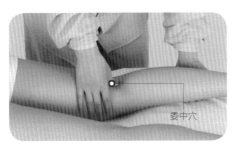

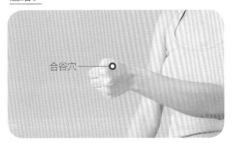

委中穴： 膝关节后横纹中点。"腰背委中求"。委中穴是腰背部经气汇聚的地方，所以灸疗此穴，能通腰腹经脉，活腰府气血。

合谷穴： 手握拳，拇指根和食指根之间肌肉隆起的最高点。祛邪通络。

肾俞穴灸疗法一：
随身灸

艾灸器材：随身灸器、艾炷
最佳体位：站位 、坐位

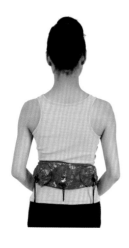

步骤：产后妈妈取站位或坐位。将艾炷插入艾灸盒内固定支架点燃。调节出风口，以控制温度的高低。最后将灸盒置入保温袋中，用松紧带固定在肾俞穴位上。每次施灸15~30分钟，每天1次，10天为1灸程。

注意事项

①也可每周施灸1~2次。
②温灸后半小时内不要用冷水洗手或洗澡。
③温灸后要多喝温开水（绝对不能喝冷水或冰水）。
④饭后1个小时内不宜温灸。

肾俞穴灸疗法二：
火龙灸

艾灸器材：火龙灸器、艾炷
最佳体位：站位 、坐位

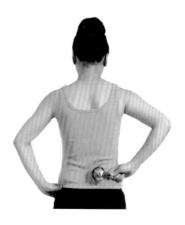

步骤：产后妈妈取站位或坐位。将艾炷插入仪器中点燃，然后盖上盖子，正对肾俞穴，贴于穴位上。每次10~20分钟。

大肠俞穴灸疗法一：
随身灸

艾灸器材：**随身灸器、艾炷**
最佳体位：**站位 、坐位**

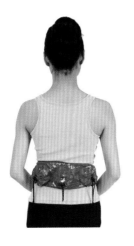

步骤：产后妈妈取站位或坐位。将艾炷插入艾灸盒内固定支架点燃。调节出风口，以控制温度的高低。最后将灸盒置入保温袋中，用松紧带固定在大肠俞穴位上。每次施灸15~30分钟，每天1次，10天为1灸程。

注意事项

①也可每周施灸1~2次。
②温灸后半小时内不要用冷水洗手或洗澡。
③温灸后要多喝温开水（绝对不能喝冷水或冰水）。
④饭后1个小时内不宜温灸。

大肠俞穴灸疗法二：
火龙灸

艾灸器材：**火龙灸器、艾炷**
最佳体位：**站位 、坐位**

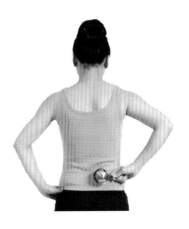

步骤：产后妈妈取站位或坐位。将艾炷插入仪器中点燃，然后盖上盖子，正对大肠俞穴，贴于穴位上。每次10~20分钟。

委中穴灸疗法：
隔姜灸

艾灸器材： 新鲜老姜1块、牙签、艾炷
最佳体位： 俯卧位

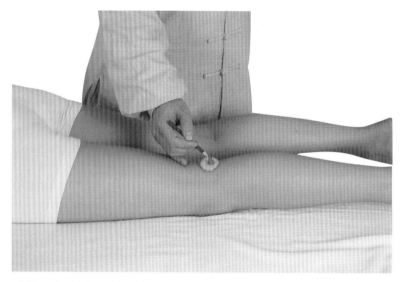

步骤： 产后妈妈取俯卧位。施灸者将老姜放在委中穴上，在老姜上放艾炷，点燃。待局部有灼痛感时，略略提起姜片，或更换艾炷再灸。每次灸5~10壮，以局部潮红为度。每天1次，10天为1灸程。

注意事项

① 将新鲜老姜一块，沿生姜纤维纵向切取姜片，大小3~4厘米，厚度0.2~0.5厘米，中间用牙签穿刺数孔。
② 若灸处皮肤呈黄褐色，可涂一点冰片油以防起泡。
③ 若需减轻疼痛，可在该穴周围轻轻拍打，以减轻疼痛。
④ 在施灸过程中若不慎灼伤皮肤，导致皮肤起透明发亮的水泡，须注意防止感染。

关元穴灸疗法一：
悬灸

艾灸器材：艾条
最佳体位：坐位

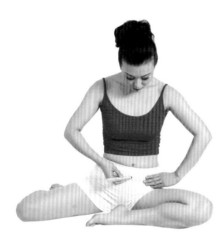

步骤： 产后妈妈取坐位。将艾条的一端点燃，正对关元穴，与穴位局部皮肤成90°，距皮肤2~3厘米。每次10~20分钟。

注意事项

①艾灸时，热度以能耐受的最大热感为佳。
②对于体虚、局部知觉迟钝的妈妈，操作时可将中、食两指分开，置于施灸部位的两侧，这样可以通过手指的感觉来测知穴位局部的受热程度，以便随时调节施灸的距离，防止烫伤。

关元穴灸疗法二：
六孔艾灸盒灸

艾灸器材：六孔艾灸盒、六根艾条
最佳体位：仰卧位

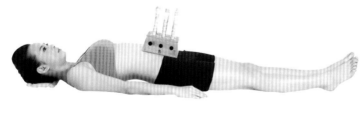

步骤： 产后妈妈取仰卧位。将艾条点燃后分别插入艾灸盒孔中。将艾灸盒放在关元穴对应的腹部上。每次盒灸1小时，每天1次。

注意事项

①需注意的是，艾灸过程中，灸盒会变烫，届时可用毛巾裹着艾灸盒。
②艾灸结束后，艾条的熄灭一定要彻底。

天枢穴灸疗法一：悬灸

艾灸器材：艾条
最佳体位：坐位

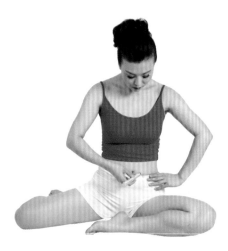

步骤： 产后妈妈取坐位。将艾条的一端点燃，正对天枢穴，与穴位局部皮肤成90°，距皮肤2~3厘米。每次10~20分钟。

注意事项

①艾灸时，热度以能耐受的最大热感为佳。
②对于体虚、局部知觉迟钝的妈妈，操作时可将中、食两指分开，置于施灸部位的两侧，这样可以通过手指的感觉来测知穴位局部的受热程度，以便随时调节施灸的距离，防止烫伤。

天枢穴灸疗法二：六孔艾灸盒灸

艾灸器材：六孔艾灸盒、六根艾条
最佳体位：仰卧位

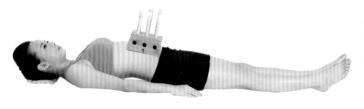

步骤： 产后妈妈取仰卧位。将艾条点燃后分别插入艾灸盒孔中。将艾灸盒放在天枢穴对应的腹部上。每次盒灸1小时，每天1次。

注意事项

①需注意的是，艾灸过程中，灸盒会变烫，届时可用毛巾裹着艾灸盒。
②艾灸结束后，艾条的熄灭一定要彻底。

合谷穴灸疗法：
梅花悬灸棒灸

艾灸器材：梅花悬灸棒
最佳体位：坐位、站位

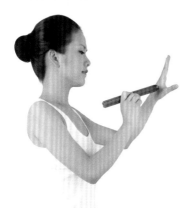

步骤：产后妈妈取站位或坐位。将梅花悬灸棒的一端点燃，正对合谷穴，与穴位局部皮肤成90°，距皮肤2~3厘米。每次5~10分钟。

注意事项

①灸后半小时不要用冷水洗手或洗澡。
②灸后多喝温开水。
③过饥过饱都不适合灸。

后溪穴灸疗法：
悬灸

艾灸器材：艾条
最佳体位：坐位

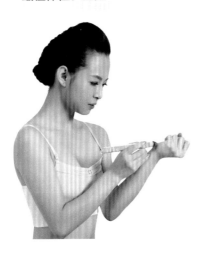

步骤：产后妈妈取坐位。将艾条的一端点燃，正对后溪穴，与穴位局部皮肤成90°，距皮肤2~3厘米。每次10~20分钟。

注意事项

①艾灸时，热度以能耐受的最大热感为佳。
②对于体虚、局部知觉迟钝的妈妈，操作时可将中、食两指分开，置于施灸部位的两侧，这样可以通过手指的感觉来测知穴位局部的受热程度，以便随时调节施灸的距离，防止烫伤。

🌿 中药包热敷

中药包热敷对产后妈妈的益处：产后腰痛大多由身体虚弱、气血运行不畅、寒湿的侵袭等引起的。所以我们在用中药包热敷治疗时，重点应放在祛风、散寒、除湿上，其次是补肾精，强腰脊。

选取独活祛腰部风寒湿，除痹止痛；防风、秦艽祛风除湿；肉桂温里散寒，通利血脉；细辛辛温散寒，祛寒止痛；桑寄生、牛膝、杜仲补益肝肾，强壮筋骨；当归、芍药养血活血；茯苓补气健脾，扶助正气。

中药包的制作和使用方法

艾灸器材：配方：粗盐200克，独活30克，防风15克，秦艽15克，肉桂15克，细辛9克，桑寄生15克，牛膝15克，杜仲15克，当归15克，芍药15克，茯苓15克，甘草9克。

步骤1： 将中药磨粉，入锅干炒。炒热后，加入250毫升醋再炒，炒至醋完全吸入药中。

步骤2： 把炒好的药分别放入20厘米×30厘米的两个棉布袋中。

步骤3： 每次使用前将药袋上笼蒸15分钟，或微波炉加热15分钟，即成。

步骤4： 用干毛巾包裹药包，使其不烫皮肤。

步骤5： 产后妈妈取俯卧位。将药包放腰部疼痛部位，尽量覆盖到以下穴位：肾俞、大肠俞、命门、腰阳关，或取仰卧位，腰枕药包。

步骤6： 当药包慢慢冷却时，逐层拿掉包裹的毛巾。一般每天热敷40分钟左右。药袋可反复使用10天左右。

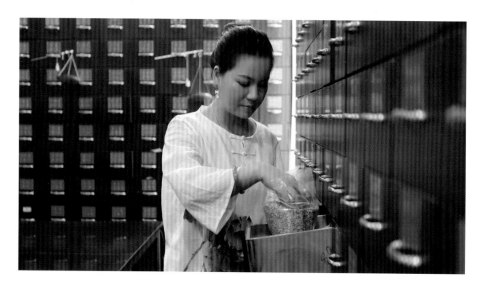

✿ 梅花针放血法

在特定的穴位施针，放出适量的血液，通过活血理气，可以达到治疗腰部疼痛的目的。一般放血 3~5 滴即可，只有特殊疾病会相对较多一些，所以产后妈妈们不必对放血过于恐慌。

最佳疗法：
点刺 ◢

器材准备：梅花针、棉签、酒精、消毒纱布、胶布、弯盘
最佳体位：俯卧位

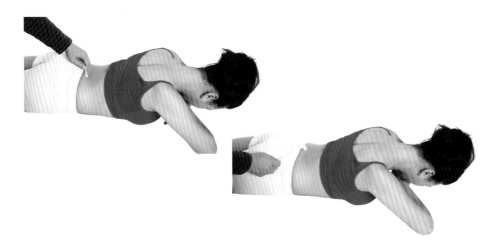

步骤1：产后妈妈取俯卧位，暴露后背。施术者在局部用酒精进行常规消毒。
步骤2：先在针刺部位上下推按，使瘀血积聚。施术者右手拇、中指两指持针柄，无名指和小指将针柄尾部固定在手掌小鱼际处，针柄末端露出手掌1厘米左右，点刺穴位，每穴点刺20下。取穴：肾俞、大肠俞、委中、关元、天枢、合谷、后溪。
步骤3：施术者用手指轻轻挤压点刺穴位周围皮肤，挤出少量血液，用干棉签擦之，再挤压1~2次，放出适量血液后，用干棉签压迫止血。

▌注意事项 ▌

①体质虚弱和有凝血机制不良的妈妈不宜采用此法。
②注意器械及皮肤的消毒，防止感染。
③手法宜稳、准、轻，不宜过猛，放血不可过多。
④有条件的妈妈可以到专门的诊所找专业人士做腰骶复位，这对缓解腰痛有很好的效果。

2.产后全身肌肉酸痛

产后妈妈筋骨大开，血脉流散，以致气息过于薄弱，使运行在经络间的血液遭受阻滞，并且多日不散，导致肌肉缺失濡养，出现浑身无力、肌肉酸痛等问题。而后通过筋脉的牵引，会出现骨节不利、腰背不能转侧、手脚活动不便、身体发热和头痛等症。通过穴位贴敷来益气养血，用艾灸来祛热散寒，用熏蒸来放松全身，在不知不觉中，产后妈妈的疼痛感就会消失得无影无踪了。

🍁 特效穴位贴敷

所取穴中，脾俞、足三里补益脾胃，益气养血；肾俞，补肾强骨；关元、气海大补真元，温阳化气；天枢调理三焦气机，以推动气血运行，助阳化气。诸穴合用，共奏温阳化气、益气养血、补肾强骨之效。

药用黄芪甘温补气，补在表之卫气，使腠理坚固；肉桂、桂枝散风寒而温经通脉，与黄芪相配，益气温阳，和血通络；当归、芍药养血和营，通血痹。诸药合用，共奏养血益气通脉之效。

选穴汇总： 肝俞穴 肾俞穴 脾俞穴 关元穴 气海穴 天枢穴 足三里穴 血海穴

简单找穴法

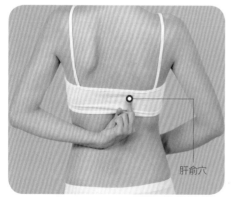

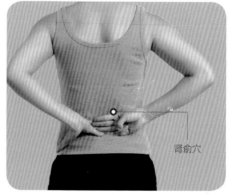

肝俞穴： 背部两肩胛骨连线的中点是第7胸椎棘突下的至阳穴，往下数两个突起下旁开两指处即是肝俞穴。

肾俞穴： 双手放在腰侧髂骨上，四指朝前，拇指朝后，两拇指触碰到的位置即是第4腰椎骨，往上三指处是第2腰椎骨，在第2腰椎棘突下再旁开两指的位置即是肾俞穴。

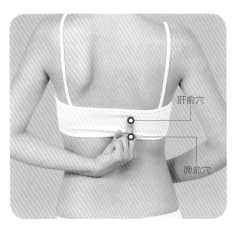

肝俞穴

脾俞穴

脾俞穴： 肝俞穴下四指距离。

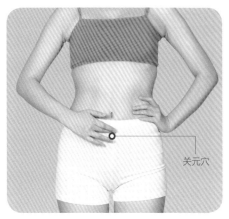

关元穴

关元穴： 肚脐下四指处。

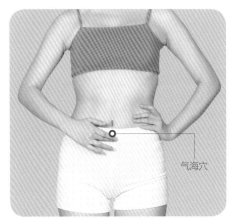

气海穴

气海穴： 脐下两指处。

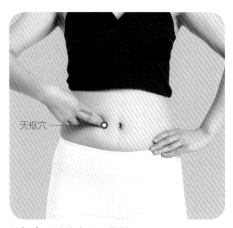

天枢穴

天枢穴： 肚脐旁开三指处。

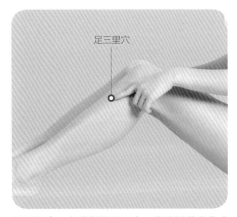

足三里穴

足三里穴： 在膝部的正下方，当膝关节弯曲成直角时，膝盖骨下方凹陷处下四指即是。

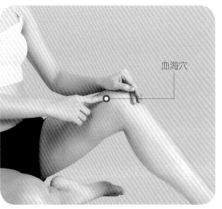

血海穴

血海穴： 伸直大腿时，膝盖内侧会出现一个凹陷，该处往大腿方向三指处即是。

穴位贴的制作和使用方法

艾灸器材：黄芪50克，桂枝20克，当归15克，白芍15克，肉桂15克，细辛9克。

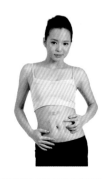

步骤1： 将以上中药材研成细末、拌匀。（一般药店即可帮你磨成粉）。

步骤2： 用老的生姜汁调和成膏状，干湿适度，捏成1厘米×1厘米×0.5厘米的药饼。

步骤3： 产后妈妈取站位或坐位。将药饼放在4厘米×3厘米的三伏贴胶布上，贴于上述穴位上。贴敷时间以1~2小时为宜。隔日1次，痊愈为止。

注意事项

①有的产后妈妈因皮肤敏感，不能忍受灼热感，可以提前取下。

②贴敷期间切忌用冷水洗澡，忌食生冷酸辣。

③若产后妈妈贴敷期间疼痛难以忍受，可以以烧灼感消失为下一次贴敷时间。

④贴敷后穴位局部会有色素沉着，甚至是斑痕，所以妈妈们在贴之前，一定要考虑对斑痕的承受能力，如果不能接受，就尽量不要贴在暴露于衣服外的部位，如头面、手臂、腿等。

⑤为减轻斑痕，贴的时间可以短一些，但疗效相对也会差一些。

⑥有毛发的地方因为无法黏附，也不能贴敷。

❀ 灸疗法

找准穴位，艾灸腹部、腰部、腿部等部位的特效穴位，可以有效地把体内瘀积的寒气、暑气驱赶出来。

选穴汇总： 肝俞穴　脾俞穴　关元穴　气海穴　天枢穴　足三里穴　血海穴

简单找穴法

肝俞穴： 背部两肩胛骨连线的中点是第7胸椎棘突下的至阳穴，往下数两个突起下旁开两指处即是肝俞穴。

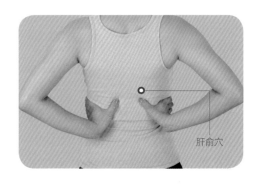

肝俞穴

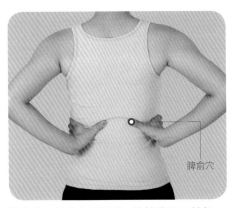

脾俞穴：肝俞穴下四指。补益脾胃，益气养血。

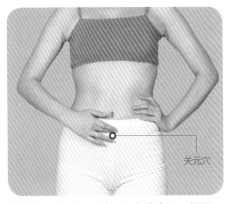

关元穴：肚脐下四指处。大补真元，温阳化气。

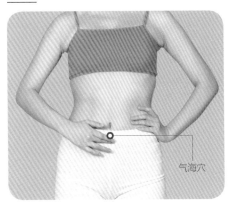

气海穴：脐下两指处。大补真元，温阳化气。

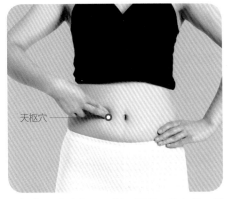

天枢穴：肚脐旁开三指。调理三焦气机，以推动气血运行，助阳化气。

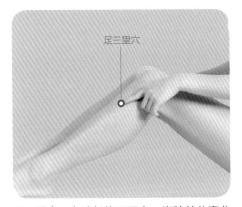

足三里穴：在膝部的正下方，当膝关节弯曲成直角时，膝盖骨下方凹陷处下四指即是。补益脾胃，益气养血。

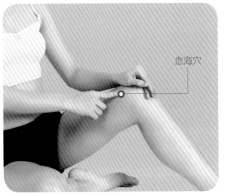

血海穴：伸直大腿时，膝盖内侧会出现一个凹陷，该处往大腿方向三指处即是。血海穴的功效是养血活血、益气健脾。

肝俞穴灸疗法：
他人悬灸

艾灸器材：艾条
最佳体位：俯卧位

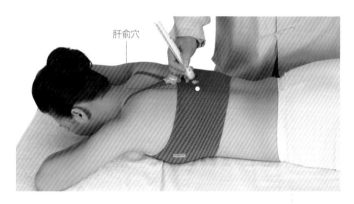

肝俞穴

步骤： 产后妈妈取俯卧位。施灸者将艾条的一端点燃，正对肝俞穴，与穴位局部皮肤成90°，距皮肤2～3厘米，热度以能耐受的最大热感为佳。每次10～20分钟。

脾俞穴灸疗法：
他人悬灸

艾灸器材：艾条
最佳体位：俯卧位

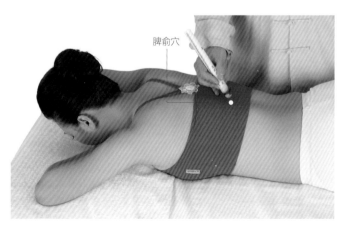

脾俞穴

步骤： 产后妈妈取俯卧位。施灸者将艾条的一端点燃，正对脾俞穴，与穴位局部皮肤成90°，距皮肤2～3厘米。每次10～20分钟。

关元穴灸疗法：
悬灸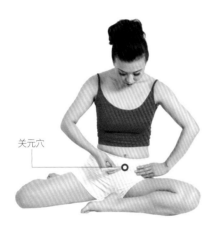

艾灸器材： 艾条
最佳体位： 坐位

步骤： 产后妈妈取坐位。将艾条的一端点燃，正对关元穴，与穴位局部皮肤成90°，距皮肤2~3厘米。每次10~20分钟。

【注意事项】

①艾灸时，热度以能耐受的最大热感为佳。
②对于体虚、局部知觉迟钝的妈妈，操作时可将中、食两指分开，置于施灸部位的两侧，这样可以通过手指的感觉来测知穴位局部的受热程度，以便随时调节施灸的距离，防止烫伤。

关元穴

气海穴灸疗法：
悬灸

艾灸器材： 艾条
最佳体位： 站位、坐位

步骤： 产后妈妈取站位或坐位。将艾条的一端点燃，正对气海穴，与穴位局部皮肤成90°，距皮肤2~3厘米。每次10~20分钟。

【注意事项】

①艾灸时，热度以能耐受的最大热感为佳。
②对于体虚、局部知觉迟钝的妈妈，操作时可将中、食两指分开，置于施灸部位的两侧，这样可以通过手指的感觉来测知穴位局部的受热程度，以便随时调节施灸的距离，防止烫伤。

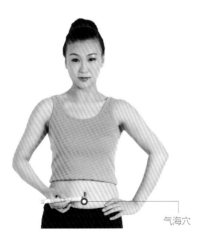

气海穴

天枢穴灸疗法:
悬灸 ◢

艾灸器材: 艾条
最佳体位: 坐位

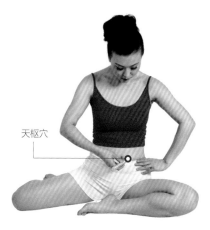

天枢穴

步骤: 产后妈妈取坐位。将艾条的一端点燃,正对天枢穴,与穴位局部皮肤成90°,距皮肤2~3厘米。每次10~20分钟。

▣ 注意事项 ▣

①艾灸时,热度以能耐受的最大热感为佳。
②对于体虚、局部知觉迟钝的妈妈,操作时可将中、食两指分开,置于施灸部位的两侧,这样可以通过手指的感觉来测知穴位局部的受热程度,以便随时调节施灸的距离,防止烫伤。

足三里穴灸疗法:
悬灸 ◢

艾灸器材: 艾条
最佳体位: 坐位

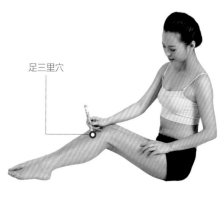

足三里穴

步骤: 产后妈妈取坐位。将艾条的一端点燃,正对足三里穴,与穴位局部皮肤成90°,距皮肤2~3厘米。每次10~20分钟。

▣ 注意事项 ▣

①艾灸时,热度以能耐受的最大热感为佳。
②对于体虚、局部知觉迟钝的妈妈,操作时可将中、食两指分开,置于施灸部位的两侧,这样可以通过手指的感觉来测知穴位局部的受热程度,以便随时调节施灸的距离,防止烫伤。

血海穴灸疗法：
悬灸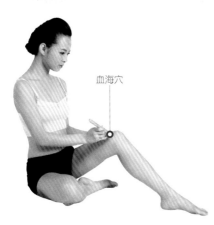

艾灸器材：艾条
最佳体位：坐位

血海穴

步骤：产后妈妈取坐位。将艾条的一端点燃，正对血海穴，与穴位局部皮肤成90°，距皮肤2~3厘米。每次10~20分钟。

注意事项

①艾灸时，热度以能耐受的最大热感为佳。
②对于体虚、局部知觉迟钝的妈妈，操作时可将中、食两指分开，置于施灸部位的两侧，这样可以通过手指的感觉来测知穴位局部的受热程度，以便随时调节施灸的距离，防止烫伤。

祛热散寒灸疗法：
六孔艾灸盒灸

艾灸器材：六孔艾灸盒、六根艾条
最佳体位：仰卧位

步骤1：产后妈妈先取仰卧位，将艾条点燃后分别插入艾灸盒孔中。将艾灸盒放在腹部。
步骤2：接着产后妈妈再取俯卧位，把艾灸盒放在腰上。每次盒灸1小时，每天1次。

注意事项

①如果此时艾条已经燃尽，则换新的点燃插上。
②需注意的是艾灸过程中，灸盒会变烫，届时可用毛巾裹着艾灸盒。
③艾灸结束，艾条的熄灭一定要彻底。

❋ 刮痧法

产后妈妈要照顾宝宝，本来已经很累了，可是却还要经常忍受全身酸痛，身心俱疲，真是"可怜天下父母心"。刮痧可以调节肌肉的收缩和舒张，促进刮拭组织周围的血液循环，从而起到"活血化瘀""祛瘀生新"的作用。

面刮法

刮痧介质： 刮痧板、刮痧油
最佳体位： 坐位、站位、俯卧位
术前放松： 产后妈妈在疼痛部位涂抹刮痧油，并轻轻揉按。

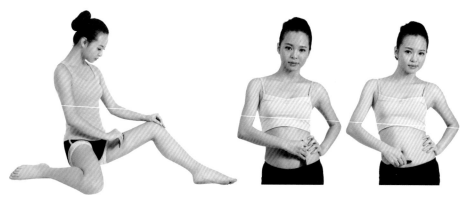

步骤1： 产后妈妈取坐位。用刮痧板在四肢疼痛处由上至下刮，反复刮拭。

步骤2： 产后妈妈取站位。用刮痧板在腹部由左到右，由上到下刮。

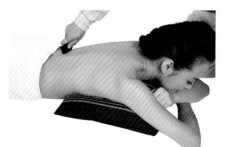

步骤3： 产后妈妈取俯卧位。施术者用刮痧板在背部沿着脊柱由上至下，单向刮。刮至肌肤微红。

注意事项

①力度以产后妈妈能承受的力道为限。
②要掌握手法轻重，由上而下顺刮。
③时时保持肌肤润滑，以免刮伤皮肤。
④饱食后或饥饿时不宜刮痧。

❀ 中药包热敷

中药包热敷对产后妈妈的益处：产后妈妈曾筋骨大开，血脉流散，以致气息过于薄弱，使运行在经络间的血液遭受阻滞，导致肌肉缺失濡养，出现浑身无力、肌肉酸痛等问题。所以在用中药包热敷治疗时，重点应放在温阳化气、益气养血、补肾强骨上。

我们选取肉桂、桂枝温里散寒，通利血脉；黄芪益气补脾，补血活血；当归、白芍养血活血；甘草调和诸药。

中药包的制作和使用方法 ◢

配方：粗盐200克，黄芪100克，桂枝30克，当归20克，红花10克，田七10克，白芍20克，肉桂30克。

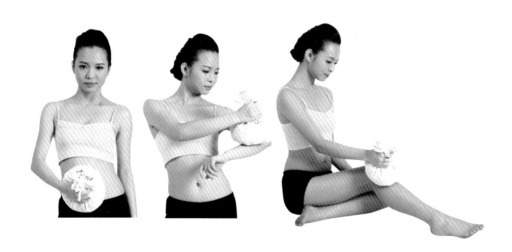

步骤1： 将中药磨粉。入锅干炒，炒热后，加入250毫升醋再炒，炒至醋完全吸入药中。

步骤2： 把炒好的药分别放入40厘米×30厘米的两个棉布袋中。

步骤3： 每次使用前将药袋上笼蒸15分钟，或微波炉加热15分钟，即成。

步骤4： 用干毛巾包裹药包，使其不烫皮肤。

步骤5： 产后妈妈取站位或坐位。将药包放在下腹部覆盖关元、气海、神阙、天枢四穴。

步骤6： 当药包慢慢冷却时，逐层拿掉包裹的毛巾。一般每天热敷40分钟左右。药袋可反复使用10天左右。

🌸 药浴法

宋玉在《神女赋》中说："沐兰泽，含若芳。"可见药物泡澡，古已有之。自周朝开始，就流行"香汤浴"，到唐朝更是风靡一时，连杨贵妃这个绝代风华的美人都对药浴青睐有加。

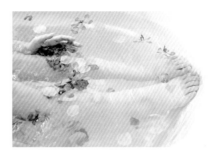

这是因为药浴可以减轻疲劳，改善血液循环，促进新陈代谢，去除污垢使身心舒畅、神清气爽。加入中药的药浴不光具有沐浴的功能，还可通过皮肤充分吸收中药成分，疏通筋骨关节，改善体内的水分分布和血液循环，起到祛病、护肤、美容的作用。

生草乌、伸筋草能祛风散寒；当归能活血止痛，补血生肌；杜仲则有补肝肾、强筋骨的功效。用这些药材来泡澡，相信很快就能把妈妈们从疼痛中解脱出来。

药浴法 ◢

配方：炒当归10克，伸筋草30克，红花10克，独活10克，杜仲15克。

步骤1： 用5000毫升水，浸泡药材20分钟。
步骤2： 熬药30分钟，自水开后计时。
步骤3： 再把中药材的药渣沥掉，剩下这个热滚滚的药汤，就是我们要拿来泡澡的好东西了。
步骤4： 将浴缸放在避风的密室，再将珍贵的药汤倒进浴缸后，还要放两件很重要的东西，那就是拍打过的姜母，以及一瓶米酒，因为这两样东西会促进血液循环，帮助你的身体吸收这些中药材。
步骤5： 先淋浴，后泡浴，或先洗头和脸再进入木桶泡浴。25分钟为宜。疗程一般为15天或更长(外感风寒除外)。

注意事项

①浴后无须再冲洗，直接擦干即可。
②产后体质较虚的妈妈，注意掌握入浴的时间及浴水的温度，如果在泡药浴的过程中流汗较多，则出浴以后喝杯水，然后上床避风，盖好被子后就静静躺着。
③不宜空腹，也不宜餐后即浴。
④忌同时应用肥皂或其他浴液、浴波、浴露，以免影响药效。
⑤浸泡场地应注意通风良好，但不可受寒。
⑥皮肤有较大面积创口时应慎用。

3. 产后痔疮

我奶奶说以前的女人最怕在夏天生孩子，以前的蚊帐密不透风，生完孩子要紧闭门窗，还要挂上蚊帐，头上还要系一条毛巾，要长衣长裤，棉布袜子，捂得紧紧的，不知道捂出来多少病。但是我的身边却有截然相反的例子。我们小区的小杨生完孩子第七天出院，第八天就走着去公司逛了一趟。第十天去了超市购物。第十二天又上街给小孩买小床、小车。买小床时有点口渴，还吃了个冰淇淋。在家里，他们每天都是开着窗户，对流风直接吹着，衣服穿的 T 恤、短裤。肢体关节、头并无疼痛，也并无乏力、畏寒、倦怠之类的症状出现。

这让人匪夷所思。但是仔细想来，却也合情合理，为啥？因为这位妈妈肯定孕前就是个脏腑阴阳调和、气血充盈、经脉通畅之人。其中铺垫于产前，贯穿始终，起着至关重要作用的即任督二脉。

然而，何为任脉，何为督脉？

简单地说，任脉与督脉属于人体的奇经八脉。从人体经络穴位图上看，任脉行走于人体腹部正中线，总揽一身之阴；而督脉行走于人体背部中线，总督一身之阳。任脉调节阴经气血，督脉调节阳经气血，所以任督二脉对统摄全身的气血，调节全身的阴阳有着非常重要的作用。

任脉为阴脉之海。任脉不通，阴阳就会失衡，阴不能制阳，产后妈妈就会有怕热，稍有运动，就会汗出的现象；如果在任脉循行过程中的胃脘部不通，则容易胃脘痛，出现胃部症状如呕吐、腹泻；如果任脉循行中的胸段不通，再加上产后妈妈体质较虚，或反复受寒邪侵袭，就容易诱发支气管哮喘，慢性支气管炎；而如果产后妈妈体质较虚，任脉循行的起始段不通，又会出现下腹部不通的病症，如长子宫肌瘤、不孕症、痛经，这些都是由于气机阻滞，阳气不能升发，血蓄于内的结果，也会出现局部皮肤有绿豆大小的脂肪颗粒，或是经络循行的局部有色素沉着；产后妈妈气机不畅，表现为爱叹气，叹气后则倍感舒服。

督脉为阳脉之海。督脉不通，阴阳也会失衡，导致产后妈妈体内阳气不足。首先表现为肢体怕冷，夜晚喜欢蜷缩着睡觉，再加上带小孩子，晚上经常要起来给宝宝盖被子，也许不经意间，就感冒发烧了；遇到天阴，或湿气较大的天气，就会有头晕头痛、犯困、头目不清，而天气晴朗的天气，则倍感心情舒畅；颈胸腰骶椎恰是人体督脉循行所过之处，所以督脉不通也容易出现颈项僵硬疼痛、颈椎病、腰椎间盘突出、腰骶部疼痛等问题。这些都与产后妈妈分娩之后，元气亏虚，肾精大大耗伤有着密切的联系。督脉起始部，在腹腔有直肠，有子宫，故产后妈妈若督脉不通，肠道不通，便发为痔疮、便秘。

🍂 刮痧法

选穴汇总：百会穴　肾俞穴　白环俞穴　关元穴

简单找穴法

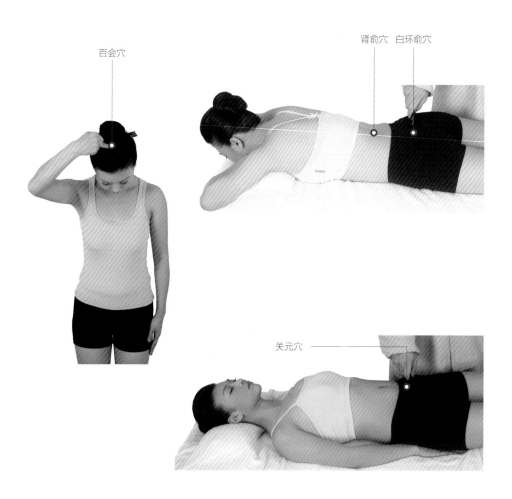

百会穴

肾俞穴　白环俞穴

关元穴

刮痧法

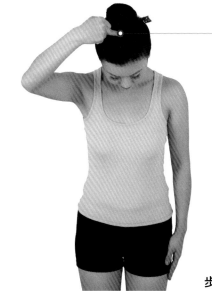

百会穴

步骤1： 点揉百会3~5分钟，同时提肛。

肾俞穴　白环俞穴

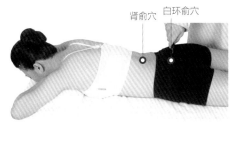

关元穴

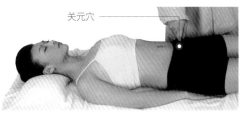

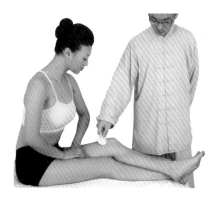

步骤2： 刮拭腰部的肾俞、白环俞等穴，关元可以先用手轻揉之后再刮痧，上下肢的穴位用刮痧板较厚侧适当重刮。刮至皮肤发红，皮下紫色痧斑形成为止。

🍂 拔罐法

选穴汇总：血海穴　承山穴　膈俞穴

简单找穴法

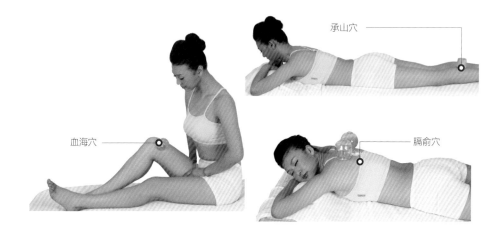

承山穴

血海穴

膈俞穴

拔罐法

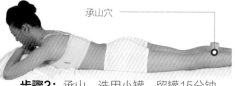

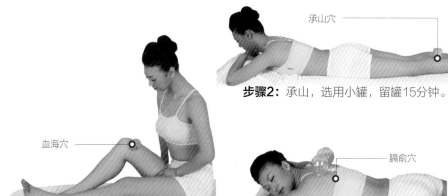

承山穴

步骤2： 承山，选用小罐，留罐15分钟。

血海穴

膈俞穴

步骤1： 血海，选用小罐，留罐15分钟。

步骤3： 膈俞，选用大罐，留罐15分钟。

采用单纯性拔罐法： 留罐10~15分钟，每日1次。肠道热盛型加曲池；湿热下注型加会阳、三阴交；气滞血瘀型加白环俞、次髎；脾虚下陷型加脾俞、气海。

🍂 预防调护

多摄取水分及膳食纤维。便秘是引起痔疮的一个很常见原因，为预防便秘，应多喝水及多吃富含膳食纤维的食物，多吃水果蔬菜。不能过食辛辣刺激性的食物。

排便时间不能过长。改正一边排便一边看书报的习惯。不要连续几个小时一直坐着不动，每小时至少应该起身活动5分钟。合理控制体重，体重较大的人易出现痔疮。痔疮患部可能会发痒，避免用手去抓挠，防止痔疮患部皮肤破损，引起感染。痔疮患者应避免用力提重物或做很费力的运动，防止腹压增大，导致痔核脱出。每天坐热水浴，有助于促进患部的血液循环，并能保持患部清洁。

4. 性冷淡（外阴干燥、性欲减退）

在中国传统的道德教育里，女性的贤良淑德往往体现在克制、矜持上，特别是在性方面，更是要节制，如果说自己主动要求，则大有可能被视为淫妇。所以长久以来传统观念的畸形，导致了大多数中国女性都患有一定程度的性冷淡。

然而，性冷淡并不是一种美德，而是一种病，会对家庭的美满与和谐带来影响，所以产后妈妈们千万不能忽视。

治疗性冷淡不仅可以通过刮痧按摩等比较常见的方法来解决，还可以用中药熬制成浓汤来泡澡，方法简单，过程轻松又愉快。

🍂 女人，产后冷暖谁知

小璇是我的好朋友的孩子，从小学习成绩在班里数一数二，高考时一路披荆斩棘考上国内著名大学。大学毕业之后又很幸运地进入某国家单位工作。她的人生之路可谓十分平坦，再加上长相清秀、性格温柔，在单位里成了未婚小伙儿们争相追逐的对象。

在家人和朋友的撮合下，小璇半年前和本单位一个年轻帅气的小伙子喜结连理。蜜月里俩人一直甜甜蜜蜜，好几次碰到他们，都是一副恩爱的样子。

最近听说小璇两个月前生了一个女儿，因为我一直忙，都没时间去看望她一下。后来工作的事情告一段落了，我就买了些礼品到她家去，却见她一副憔悴不堪的样子。我问她是怎么回事，她说是照顾孩子太累了，说生完小孩从医院出来后，她每天的工作除了照顾小孩还是照顾小孩，睡得比谁都晚，起得比谁都早，干得比谁都多，有时累到站着都能睡着的地步。而且小家伙很不安

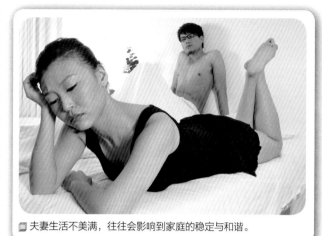

夫妻生活不美满，往往会影响到家庭的稳定与和谐。

分，常常大半夜不睡，又哭又闹的，弄得她实在分身乏术了。可即使这样，她说还是两边都不讨好。我问她为什么，她说她每天照顾小孩那么累，她丈夫都很少帮她分担一些家务。每次半夜小家伙哭闹的时候，他总是把她推醒了，然后自己继续倒头大睡。每次她都觉得气不打一处来，孩子又不是她一个人的，凭什么所有最苦最累的活都得由自己干，他却可以坐享其成？可是吵闹了半天也没用，最后还是得自己去照顾小孩。后来每次丈夫向她提出同房的要求，她总是推托说自己很累，没兴趣。刚开始丈夫觉得她应该是在赌气，可是久而久之，心里难免有些不高兴了，还指责她不解风情，有意冷落他。

历经了身材走样的漫长孕期，带着生产时留下的伤口，产后，一半的新妈妈至少在半年内对性爱丧失兴趣，陷入了缺乏激情的尴尬中，这让夫妻双方的生活也陷入了低潮。

产后性冷淡由三方面因素造成：

❶ 生理因素

在孕期为了胎儿的安全，母亲雌激素水平处于较低的状态，以免孕期因性兴奋而引起性高潮，产生子宫收缩而危害胎儿生命安全。

产后的妇女雌激素水平需要逐渐恢复，尤其哺乳的妇女，卵巢功能受抑制，不能排卵，没有形成内分泌周期，对性功能也有一定影响。

❷ 心理因素

产后作为新妈妈，精神和注意力几乎全在宝宝身上，几乎达到忘我的境地，往往忽略了丈夫的需求，在表现上会出现没兴趣，没要求。一个新的家庭成员，时时牵动着母亲的心，孩子的一举一动，一声啼哭都使母亲措手不及，因此白天黑夜由于看护婴儿的劳累，当丈夫有要求时也会以种种借口进行推辞，表现出性冷漠。

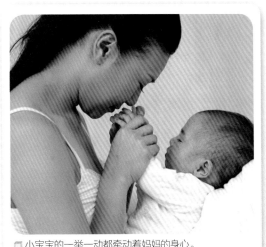

小宝宝的一举一动都牵动着妈妈的身心。

产后认识上也会出现误差，一些母亲会认为"我费这么大劲生出孩子，你就应该善待我，少骚扰我"。从而以功臣自居，对丈夫不屑一顾。这些心理上的错位，会影响性生活的和谐，影响夫妻感情。

❸ 分娩疼痛的记忆

分娩经过，无论是顺产还是剖宫产都是刻骨铭心的。孕末期阴道经过孕期激素的作用，充血、松软、皱襞展平；自然分娩可能会有撕裂伤和侧切伤口；在几个甚至十几个小时的阵痛和一朝分娩的经历后，阴道很脆弱娇嫩，需要慢慢恢复。月子期间，我们在42天产后检查时会看到大多数产后妈妈的阴道仍然充血、稚嫩、敏感。因此产后的新妈妈往往对性生活望而却步。

这时产后的新妈妈就要注意休息，调整好自己的心态。孩子会自然成长，俗话说："有苗不愁长"，因此不要把所有的心思全集中在孩子身上，只要给孩子适当的关注就足够了。孩子是母亲的心肝宝贝，丈夫更是自己的贴心人，而且还是一个跟自己白头到老、共度一生的人。所以妈妈们要把一部分精力放在丈夫身上，放在家庭建设和婚姻的磨合上，正确处理家庭的各种矛盾，正确处理家庭的各种关系，主动地去关心自己的丈夫，满足丈夫的需求，才能使家庭幸福、婚姻和谐。

🍂 按摩法

性冷淡，中医属于肾阳不足范畴。肾主生殖，肾阳不足，则无力无欲，所以治疗时以益肾温阳利水为主。

按摩手法一：
揉法 ◢

器材：按摩油、润肤露
最佳体位：仰卧位
术前放松：施术者将按摩油或润肤露均匀涂抹在产后妈妈的腹部，并轻轻按摩。

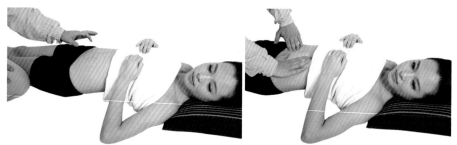

步骤1：产后妈妈取仰卧位，暴露出腹部。施术者用两掌均匀有力地揉捏腹部肌肉。

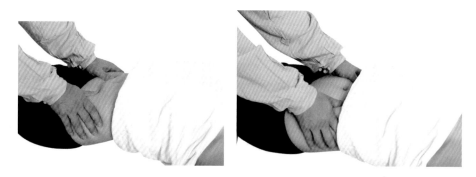

步骤2：会阴部位的按摩得由产后妈妈自己来，方法同上，产后妈妈用两手均匀有力地揉捏该穴位周围的肌肉，直至肌肤感觉微热即可。

注意事项

注意揉与按的力度，动作要协调、连贯、自然、一气呵成。

按摩手法二：
掌擦法 ◢

按摩介质：市售丰胸液，丰胸乳
最佳体位：坐位、站位
术前放松：产后妈妈把丰胸液或丰胸乳均匀柔和地涂抹在整个乳房上，并轻轻按摩。

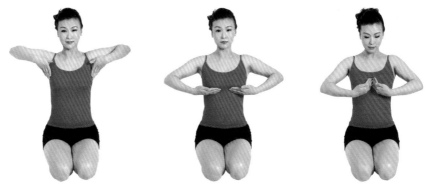

步骤1：产后妈妈取坐位。将两掌紧贴胸部外侧，用掌面由乳房的外侧均匀柔和往下摩擦至乳房根部，再由乳根沿着乳沟往上摩擦。

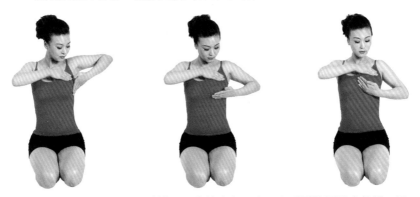

步骤2：接着用右手紧贴锁骨下方的胸部肌肉，左手则放至乳房外侧。用右掌根自胸大肌正中部着力，横向推按左侧乳房至腋下，同时，左手沿着乳房外缘向内侧用力。两手同时用力进行摩擦。

注意事项

①注意摩与移协调、连贯，流畅自然，一气呵成。
②用连蓬头以冷热水交换刺激胸部的穴位，也能达到紧实功能。

关元、气海，前面已多次提到，为大补元气之意；中极、水道能温肾阳，利肾水；肾俞，是肾在膀胱经出入的穴道，按摩此穴对肾大有裨益。

选穴汇总：关元穴　气海穴　中极穴　水道穴　会阴穴　肾俞穴

简单找穴法

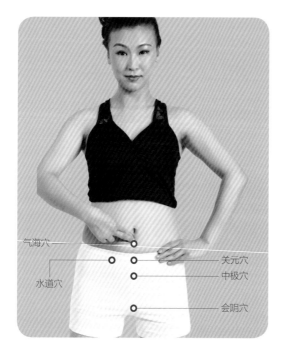

气海穴

关元穴
水道穴
中极穴
会阴穴

关元穴：肚脐下方四指距离处。

气海穴：脐下两指处。

中极穴：脐下五指。

水道穴：脐下四指，再旁开三指。

会阴穴：大阴唇后联合与肛门连线的中点。

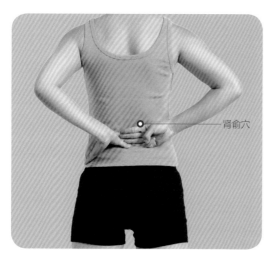

肾俞穴

肾俞穴：双手放在腰侧髂骨上，四指朝前，拇指朝后，两拇指触碰到的位置即是第4腰椎骨，往上三指处是第2腰椎骨，在第2腰椎棘突下再旁开两指的位置即是肾俞穴。

按摩手法三：
点按 ◢

按摩介质：市售丰胸液、丰胸乳

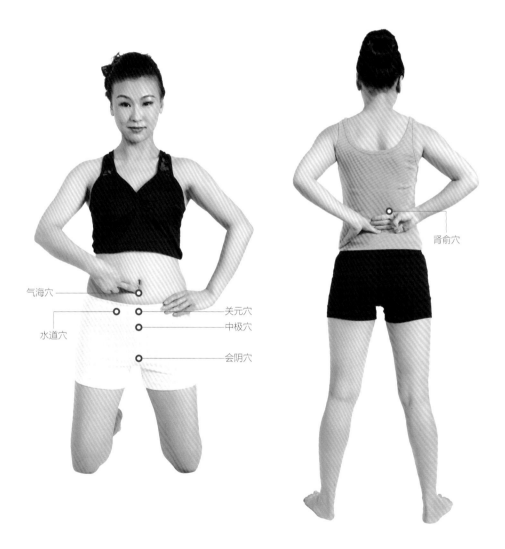

气海穴

水道穴

关元穴

中极穴

会阴穴

肾俞穴

步骤： 产后妈妈取跪位或站位。分别按压关元、气海、中极、肾俞、水道、会阴等穴。每个穴位点按2~3分钟。

❊ 灸疗法

跟上面特效穴位按摩的原理一样，艾灸关元、气海、中极、水道、肾俞、涌泉等穴，是为了达到益肾温阳利水的功效，使肾脏功能得以恢复，身体的这些问题也就迎刃而解了。

选穴汇总：**关元穴　气海穴　中极穴　肾俞穴　长强穴**

简单找穴法

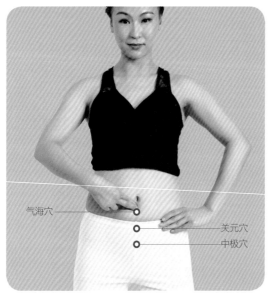

气海穴
关元穴
中极穴

关元穴： 肚脐下方四指距离处。调和阴阳，补肾壮阳。

气海穴： 脐下两指处。是大补元气之穴。

中极穴： 脐下五指处。能温肾阳，利肾水。

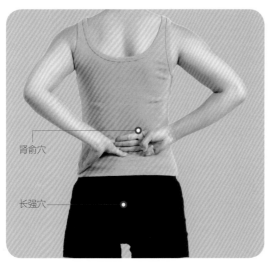

肾俞穴
长强穴

肾俞穴： 双手放在腰侧髂骨上，四指朝前，拇指朝后，两拇指触碰到的位置即是第4腰椎骨，往上三指处是第2腰椎骨，在第2腰椎棘突下再旁开两指的位置即是肾俞穴。是肾在膀胱经出入的穴道，灸疗此穴对肾大有裨益。

长强穴： 位于尾骨端与肛门之间。有通调督脉、益气升阳的作用。

灸疗法一：
六孔艾灸盒灸

艾灸器材：六孔艾灸盒、六根艾条
最佳体位：仰卧位

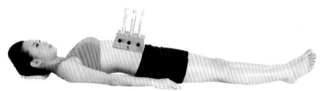

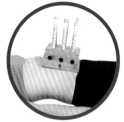

步骤：产后妈妈取仰卧位。将艾条点燃后分别插入
艾灸盒孔中，然后把艾灸盒放在腹部上。

注意事项

①需注意的是，艾灸过程中，灸盒会变烫，届时可用毛巾裹着艾灸盒。
②艾灸结束后，艾条的熄灭一定要彻底。

灸疗法二：
悬灸

艾灸器材：艾条
最佳体位：坐位

步骤：产后妈妈取坐
位。将艾条的一端点
燃，正对关元穴、气
海穴、中极穴、肾俞
穴，与穴位局部皮肤
成90°，距皮肤2~3厘
米。每次10~20分钟。

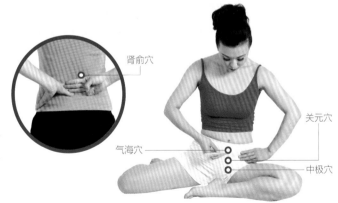

肾俞穴

关元穴

气海穴

中极穴

注意事项

①艾灸时，热度以能耐受的最大热感为佳。
②对于体虚、局部知觉迟钝的妈妈，操作时可将中、食两指分开，置于施灸部位的两
侧，这样可以通过手指的感觉来测知穴位局部的受热程度，以便随时调节施灸的距离，
防止烫伤。

灸疗法三：
随身灸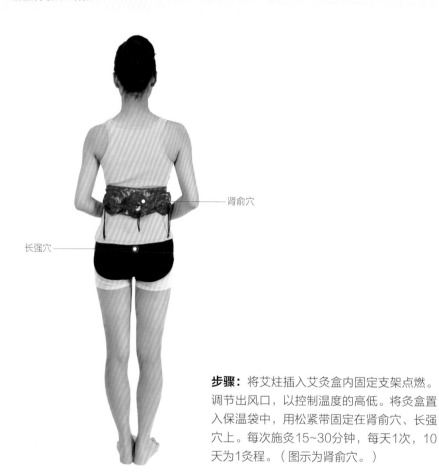

艾灸器材：随身灸器、艾炷
最佳体位：站位

肾俞穴

长强穴

步骤： 将艾炷插入艾灸盒内固定支架点燃。调节出风口，以控制温度的高低。将灸盒置入保温袋中，用松紧带固定在肾俞穴、长强穴上。每次施灸15~30分钟，每天1次，10天为1灸程。（图示为肾俞穴。）

注意事项

①也可以每周施灸1~2次。
②温灸后半小时内不要用冷水洗手或洗澡。
③温灸后要多喝温开水（绝对不能喝冷水或冰水）。
④饭后1个小时内不宜温灸。

❋ 中药坐浴

坐浴法就是用药物煮成浓汤，倒入盆中，然后坐在盆中沐浴的办法。坐浴可使药液直接侵入肛门或阴道，使药液能较长时间作用在病变部位，同时借助热力的作用，促使皮肤黏膜吸收药物成分，使其在体内发挥相应的功效，对治疗性冷淡有很好的疗效。

产后妈妈将多味中药熬制成浓浓的药汤，坐在盆中，放松心情，尽情享受珍贵药材的浸润，让烦恼随着袅袅升起的水汽一起消失。

疗法：
中药坐浴

配方：丹参、红藤、败酱草、蒲公英各20克，黄檗、黄连、虎杖各15克，红花、莪术各12克，广木香10克。（加减：食少腹痛明显者，加乳香、没药各10克；食少、白带多者，去黄连，加鸡内金、川楝子各15克。）

步骤1： 用5000毫升水浸泡药材20分钟。
步骤2： 熬药30分钟，自水开后计时。
步骤3： 把中药材的渣渣沥掉，剩下这个热滚滚的药汤，就是我们要拿来泡澡的好东西了。
步骤4： 将浴缸放在避风的密室，再将珍贵的药汤倒进浴缸中，妈妈们要趁热坐浴，一直到药液冷却后起身。每日1~2次。

🔖 注意事项

①药汤温度要适宜，不能过热，以免烫伤皮肤、黏膜。
②产后体质较虚的妈妈，注意掌握入浴的时间及药汤的温度。如果在泡药浴的过程中流汗较多，则出浴以后喝杯水，然后上床避风，盖好被子后静静躺着。
③不宜空腹，也不宜餐后即浴。
④忌同时应用肥皂或其他浴液、浴波、浴露，以免影响药效。
⑤浸泡场地应注意通风良好，但应避免受寒。
⑥皮肤有较大面积创口时应慎用。

5. 产后白带异常

男人们都喜欢夏天，因为在夏天可以看到衣着清爽的性感美女。可惜男人们不知道，夏日的阳光虽然让女性享受了性感的特权，却也带给女性很多烦恼！

很多女性患者跟我诉苦，说夏天时经常会有异物分泌。因为女人的生理结构和男人不同，女性私处总会分泌一些白色透明状像鸡蛋清之类的东西，医生称之为白带。

正常情况下白带无味无刺激性，它含有乳酸杆菌、溶菌酶和抗体，能够有效抑制在私处生长的细菌，是女性身体健康的一剂良药。和老公亲热的时候，它还有润滑的作用。但如果私处有炎症，它就会变得跟糨糊一样浓稠，多得吓人。尤其是闷热的夏天，稍不注意可能还会产生臭味。

这些症状往往使得她们都不愿出门，哪还顾得上穿性感的衣服出去享受男人们艳羡的目光呢？有男人说，去买点洗液回来洗洗不就没事了。可他们怎么能明白，这些药只治标不治本，往往一旦停药，私处不干净的感觉又立刻会出现。

那到底是什么原因引起的白带异常呢？许多患者都问过这个问题，其实这得从我们自己的身体来找原因。从中医学角度来说，女性白带过多主要有三方面的原因：

一是脾虚。因为脾是运化水湿的，脾虚了，运化水湿的能力也会减弱，造成人体气血不足。气不足，那么脾收摄的能力就会下降，藏不住东西，所以白带的量比较多。

二是肾虚。肾主水，肾虚也会导致水的气化与运输不畅，造成阴液下行，酿成带下病。这类女性白带量比较多，质稀，还会出现腰酸、怕冷的症状。

三是湿热。外部环境湿热和自身内湿都易损伤任、冲二脉，从而形成带下。所以白带过多、有异味的女性，要根据自己的实际情况对症下药，不能不辨病因地胡乱用药。

❁ 灸疗法

选穴汇总：水道穴　气海穴　中极穴　带脉穴

简单找穴法

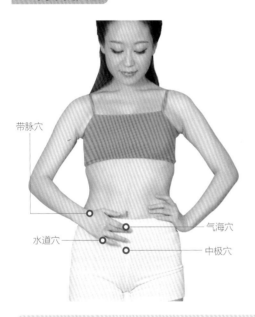

水道穴： 在下腹部，当脐中下3寸，距前正中线2寸处。艾灸此穴有利水、通淋、消肿的作用，能有效去湿，缓解白带异常。

气海穴： 在下腹部，前正中线上，当脐中下1.5寸处。艾灸此穴能有效提升体内阳气，有助于脾的升提功能发挥。

中极穴： 在腹部，前正中线上，脐下4寸处。艾灸此穴能益肾兴阳，化湿驱邪，对治疗白带异常有很好的效果。

带脉穴： 侧腹部，章门穴下1.8寸处。第11肋游离端下方垂线与脐水平线交点上。艾灸此穴能有效祛除体湿，具有收湿止带的作用。

灸疗法 ◢

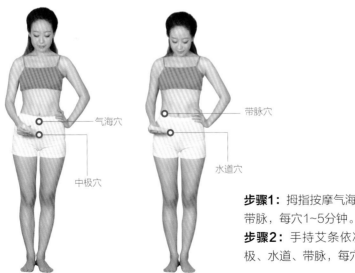

步骤1： 拇指按摩气海、中极、水道、带脉，每穴1~5分钟。

步骤2： 手持艾条依次温灸气海、中极、水道、带脉，每穴10~15分钟。

🌸 按摩法

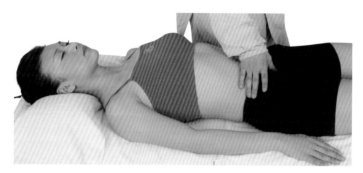

步骤1： 产后妈妈仰卧，医者站于其旁。用手掌推摩小腹部数次。按压气海，用双拇指相对按压带脉。

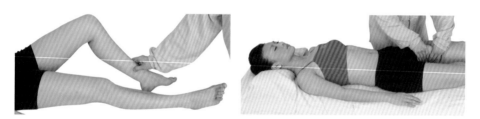

步骤2： 用手掌按揉大腿内侧数次。痛点部位多施手法，使皮下组织有热感为度。取穴：血海、阴陵泉、三阴交。

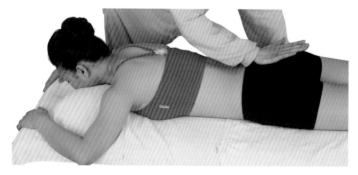

步骤3： 产后妈妈俯卧，医者站于其旁。用手掌揉腰骶部数次，然后取阳关穴。用手掌搓腰骶部2~3分钟，使皮下有热感，并可传至小腹部。以上手法有消炎止带和温暖子宫的作用。

第二节 新妈妈本周的饮食调养秘籍

1. 不要吃冷饭冷菜

有的新妈妈喜欢吃冷饭或者凉拌菜，这是不科学的。生冷之物易损伤脾胃，影响消化功能，会造成腹泻；易致瘀血滞留，对身体不利，会引起产后腹痛、恶露不行等疾病。还有一些凉拌菜虽然爽口不油腻，但未经高温消毒，很可能有细菌藏匿其中，新妈妈体质较弱，抵抗力差，容易引起胃肠炎等消化道疾病。

坐月子的新妈妈一定要吃热的食物，从冰箱里拿出来的水果和菜最好温热后再吃。

2. 不能贪吃巧克力

很多新妈妈喜欢吃甜食，然而巧克力却不适合在月子里食用。常吃巧克力，会影响食欲，影响正常必需的营养元素的吸收，而且巧克力热量高，大量食用会增加体重，影响新妈妈的身体健康。研究还证实，过多食用巧克力，对哺乳宝宝的发育会产生不良的影响。这是因为巧克力所含的可可碱和咖啡因会渗入母乳并在宝宝体内蓄积，损伤宝宝的神经系统和心脏，并使肌肉松弛、排尿量增加，最终会导致宝宝消化不良、睡眠不稳、哭闹不停。

3. 远离茶水、咖啡、碳酸饮料

怀孕时，大家都知道茶水、咖啡、碳酸饮料对腹内胎儿不利，那是不是分娩后就可以饮用这些饮料了呢？

茶水和碳酸饮料容易导致新妈妈贫血。茶叶中含有鞣酸，很多碳酸饮料中含有大量的磷酸盐，这些都会影响肠道对铁的吸收，容易导致新妈妈发生缺铁性贫血。

茶水和咖啡中含有咖啡因，新妈妈饮用茶水后不仅难以入睡、影响体力恢复，咖啡因还可通过乳汁进入宝宝的身体内，易导致肠痉挛。常喝茶、喝咖啡的新妈妈哺育的宝宝经常无缘无故啼哭，就是因为肠痉挛产生疼痛引起的。

4.产后要少吃味精

为了避免婴儿出现缺锌症，新妈妈应少吃或忌吃味精。如果产后哺乳的新妈妈食用过量味精，味精中含有的谷氨酸钠就会通过乳汁进入婴儿体内，而过量的谷氨酸钠对婴儿，尤其是 12 周以内的婴儿的发育会造成严重影响。它能与婴儿血液中的锌发生特异性的结合，生成不能被机体吸收的谷氨酸，并随尿液排出，从而造成婴儿出现缺锌症。这样，婴儿不仅易出现味觉差、厌食等症，严重的还会造成智力减退、生长发育迟缓等不良后果。

5.月子里不能喝的水

月子里不能喝的水有以下几种：

生水。生水中往往存留着对人体有害的细菌、病毒和寄生虫，喝后易造成腹泻，并容易引起急性胃肠炎、痢疾等症。另外，自来水中的氯和水中残留的有机物相互作用，会产生一种名为"三羟基"的致癌物质，饮用后对产妇和新生儿都有不良影响。

久沸水。据科学研究显示，人长久喝久沸或反复沸腾的开水容易引发血液中毒。这是因为久沸和反复沸腾后的水，水中的亚硝酸盐、亚硝酸根离子以及砷等有害物质的浓度相对增加，人喝了以后会增加体内不含氧的高铁血红蛋白量，从而造成血液中毒。月子里的产妇，本身身体就较常人虚弱，抵抗力差，更需要科学饮食，杜绝一些有害物质。

老化水。老化水是指长时间储存没有换的水。热水瓶中储存时间超过 48 小时的开水就是典型的老化水，随着瓶内水温的逐渐下降，水中含氯的有机物不断被分解成有害的亚硝酸盐，对产妇身体的内环境极为不利。资料表明，长期饮用老化水，可能诱发食道癌、胃癌，并会使未成年人细胞新陈代谢减慢，影响身体发育。

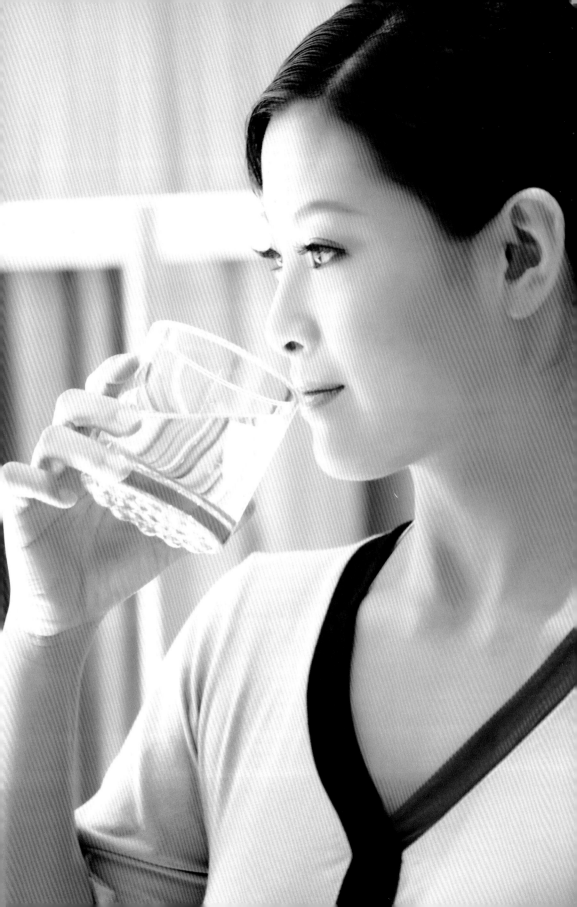

第三节 新妈妈本周必学的产后塑形运动

产后第 6 周是新妈妈进行形体恢复的关键时期，大部分新妈妈的身体机能已完全恢复，而育儿经验也有了一定的积累，不再像最初那样慌张了。现在，新妈妈开始进行塑形运动吧！

1.基础运动：
紧致腹部肌肉

建议练习时间：产后第2~6周

难度指数：★★

练习次数：每天2-3组，每组重复10次

功效：
紧致腹部肌肉，按摩腹部器官，促进消化功能的恢复，预防便秘；锻炼上背部力量，燃烧上背部脂肪。

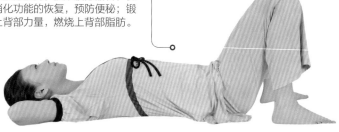

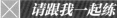 **请跟我一起练**

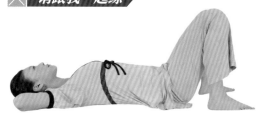

步骤1：仰卧平躺，双脚打开与肩同宽，向上屈双膝，双手抱头部。

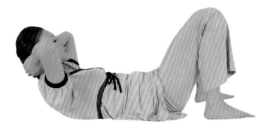

步骤2：屏气，用力抬起上半身，眼睛看着收缩的腹部。保持这个姿势3~5次深呼吸。呼气，还原上半身。重复练习。

2.转腰运动：
恢复腰形

建议练习时间：产后第2~6周
难度指数：★★
练习次数：每天2~3组，每组重复10次

功效：
有助于腰部机能的恢复，紧致腰部
肌肉。慢慢地尽量把姿势保持更长
久，还有利于坚韧大腿外侧肌肉，
修饰腿部线条。

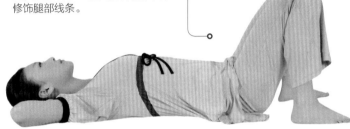

请跟我一起练

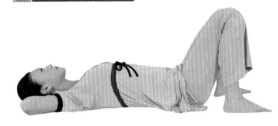

步骤1： 仰卧平躺，双脚打开与肩同宽，向上屈双膝，双手抱头部。

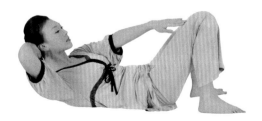

步骤2： 屏气，用力抬起上半身，同时腰部向右侧转动，伸左手去触右膝，眼睛看收缩的腹部。保持这个姿势3~5次深呼吸。呼气，还原上半身。

3.支持运动：
修饰全身线条

建议练习时间：产后第6周

难度指数：★★★

练习次数：每天2~3组，每组重复10次

功效：
有助于提升肩部、肘部和腹部的力量，拉伸全身肌肉，修饰全身线条。

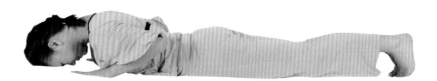

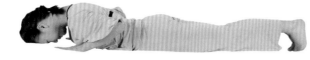
请跟我一起练

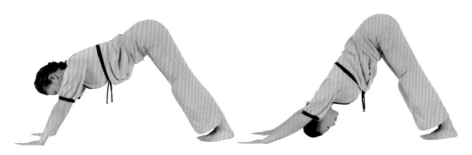

步骤1： 取俯卧位，额头点地，双手放于胸部两侧，双腿并拢夹紧，脚尖点地。

步骤2： 吸气，手臂用力支撑，将臀部向上抬离地面，双膝保持挺直，尽量让脚后跟完全落地，眼睛向下看，并保持自然的呼吸。

步骤3： 呼气，肩膀向下沉，将头部埋于手臂间，完全放松颈部和肩膀，让身体呈三角形。不要过于勉强，坚持深呼吸3~5次后，慢慢还原。

4.云雀式：
击退大臂赘肉

练习云雀式时身体向前弯曲、双臂向后伸展，宛如一只正在飞翔的云雀。云雀式能够充分地拉伸手臂肌肉，消除大臂多余的脂肪。

建议练习时间：上午8点或下午3点
难度指数：★★
呼吸方式：腹式呼吸
练习次数：3~4次

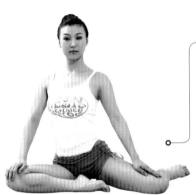

功效：
拉伸手臂肌肉，有效减少大臂赘肉；加强臀部、背部、腰部肌肉的力量；促进髋部的血液循环，放松髋部；舒展双肩，扩展胸部；按摩腹部器官，帮助消化。

请跟我一起练

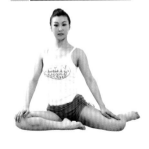

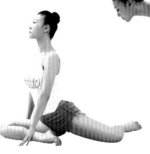

步骤1： 坐姿，双膝大大分开，左小腿自然向后弯曲。

步骤2： 吸气，上半身向右侧转体，腰背向上挺直。

步骤3： 呼气，保持上半身挺直，向前向下俯身，同时，双手手臂向身体后侧伸展，像云雀鸟飞翔一样，抬起下巴，延伸整个上半身。保持3～5个深呼吸。呼气，放松起身还原，反方向练习。

练习要诀

如果感觉很吃力，可以双手握住瑜伽带或毛巾，来调节双手之间的距离。身体尽量下压，让胸部贴近膝盖。

5.拉弓式：
纤细手臂 ◢

拉弓式就像弓箭手拉开弓弦一样动感十足。在这个体式中，向上拉伸一只脚，尽量让脚后跟碰到耳朵，与此同时，另一只手抓住同侧脚的大脚趾，腿伸直放在地面上。整个过程中，大脚趾都被紧紧抓住，就像一张拉开的弓。

建议练习时间：上午9~10点
难度指数：★★★★
呼吸方式：腹式呼吸
练习次数：1次

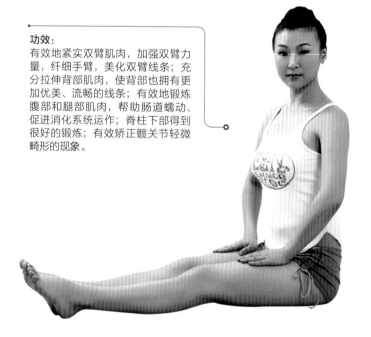

功效：
有效地紧实双臂肌肉，加强双臂力量，纤细手臂，美化双臂线条；充分拉伸背部肌肉，使背部也拥有更加优美、流畅的线条；有效地锻炼腹部和腿部肌肉，帮助肠道蠕动、促进消化系统运作；脊柱下部得到很好的锻炼；有效矫正髋关节轻微畸形的现象。

◤ **请跟我一起练**

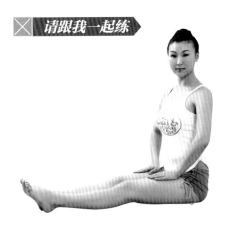

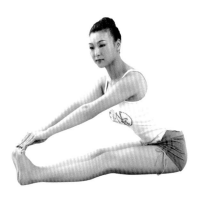

步骤1： 长坐，双腿向前伸直并拢，双手自然放于大腿上，脚背绷紧。

步骤2： 吸气，双臂向前伸直，身体向前下压约45°，双手抓住脚趾，保持后背挺直。

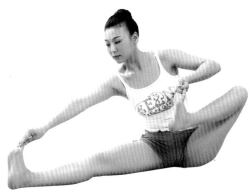

步骤3： 呼气，弯曲左膝，左手抓住左脚大脚趾。吸气，左大臂用力将左腿拉高，呈拉弓状。保持3~5个深呼吸。

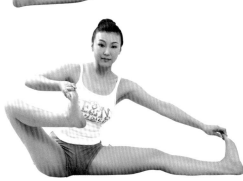

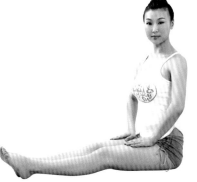

步骤4： 以同样方式换另一侧练习。

步骤5： 还原至长坐起始姿势。

◤ **练习要诀**

在练习的过程中始终保持背部的挺直及双肩的放松，当逐渐适应动作后，可加大双腿打开的幅度，以增强髋关节的柔韧度。

6.摩天式：
紧致手臂肌肉

除了有效地锻炼手臂肌肉、美化手臂线条之外，摩天式还是一个非常有利于脊柱健康的体式。对久坐的新妈妈而言，这个体式有助于行血散瘀，消除久坐疲劳。

建议练习时间：上午8点、下午2点或晚上8点

难度指数：★★

呼吸方式：腹式呼吸

练习次数：4次

功效：
双臂向上伸展的动作最能燃烧大臂两侧的赘肉，在双臂一上一下、一收一放的动作中拉伸大臂肌肉纤维，双效阻击蝴蝶袖。

功效：
充分锻炼胸部，有效预防下垂。

功效：
全身的拉伸能滋养脊椎，美化后腰肌肉群线条。

功效：
按摩腹部脏器，收紧腹部肌肉，对腹直肌和肠道有益，有助于治疗便秘。

功效：
脚跟离地时拉伸腿部肌肉，塑造腿部紧致而流畅的线条。

请跟我一起练

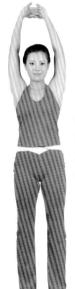

步骤1： 站立，腰背挺直，双腿分开与肩同宽。双手十指交叉，双臂竖直上举，掌心朝上。

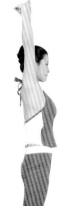

步骤2： 吸气，踮起脚尖，身体尽量向上伸展，感受整个背部的延伸，保持数秒钟。

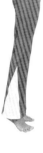

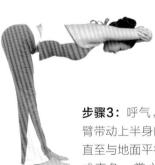

步骤3： 呼气，脚跟落地，双臂带动上半身向前向下伸展，直至与地面平行，使整个身体成直角。掌心朝向身体正前方，保持数秒钟。

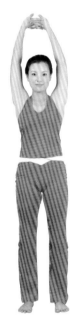

步骤4： 吸气，抬头，双臂上举。再次抬起脚跟，把整个身子向上方伸展，感觉到脊椎的延伸。保持数秒钟，身体还原至基本站姿。

练习要诀

上半身向下倾斜时，背部不要弓起，上半身应平行于地面。同时腹部要收紧，双腿伸直，膝盖不要弯曲，始终保持双臂肌肉的紧张。

7.战士一式:
扩展胸部

战士式得名于印度传说中的一位伟大的英雄人物,共有三个体式。战士一式能够培养人的勇敢,让您充满战士一般的阳刚之气。

建议练习时间: 上午8点或晚上7点

难度指数: ★★

呼吸方式: 腹式呼吸

练习次数: 2次

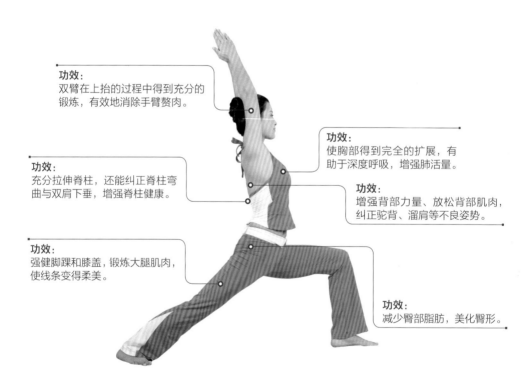

功效:
双臂在上抬的过程中得到充分的锻炼,有效地消除手臂赘肉。

功效:
充分拉伸脊柱,还能纠正脊柱弯曲与双肩下垂,增强脊柱健康。

功效:
强健脚踝和膝盖,锻炼大腿肌肉,使线条变得柔美。

功效:
使胸部得到完全的扩展,有助于深度呼吸,增强肺活量。

功效:
增强背部力量、放松背部肌肉,纠正驼背、溜肩等不良姿势。

功效:
减少臀部脂肪,美化臀形。

请跟我一起练

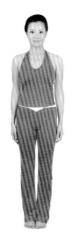

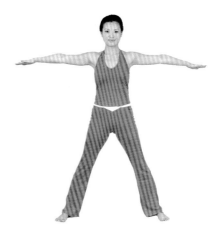

步骤1：基本站姿，双腿伸直并拢，双臂自然垂于体侧。

步骤2：双脚左右尽量分开，双臂向两侧打开成一条直线。

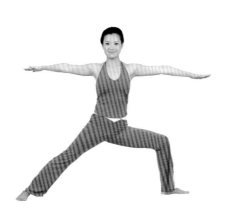

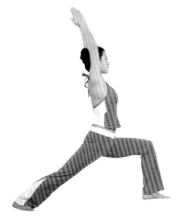

步骤3：左脚向左侧转90°，使左小腿与地面垂直，左大腿与左小腿垂直，双臂向左右侧延伸。自然呼吸，保持数秒钟。

步骤4：呼气，上半身左转，双臂上举过头顶，双手合十，目视前方，保持数秒钟。接着，呼气，身体回正，两臂下垂，双脚并拢，还原至初始站姿。

练习要诀

这个体式不宜停留过长的时间，保持20~30秒钟即可。

8.鱼式：

矫正胸形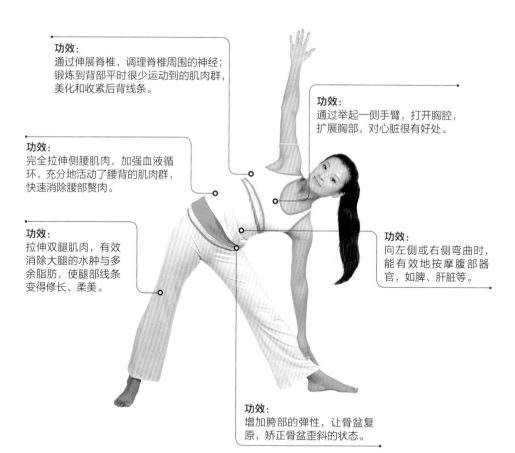

在鱼式练习中，胸腔可以得到很好的扩展，提升胸部的同时使呼吸变得更加深长。

建议练习时间：上午7点或下午2点

难度指数：★★★

呼吸方式：腹式呼吸

练习次数：2~4次

功效：
通过伸展脊椎，调理脊椎周围的神经；锻炼到背部平时很少运动到的肌肉群，美化和收紧后背线条。

功效：
通过举起一侧手臂，打开胸腔，扩展胸部，对心脏很有好处。

功效：
完全拉伸侧腰肌肉，加强血液循环，充分地活动了腰背的肌肉群，快速消除腰部赘肉。

功效：
拉伸双腿肌肉，有效消除大腿的水肿与多余脂肪，使腿部线条变得修长、柔美。

功效：
向左侧或右侧弯曲时，能有效地按摩腹部器官，如脾、肝脏等。

功效：
增加胯部的弹性，让骨盆复原，矫正骨盆歪斜的状态。

请跟我一起练

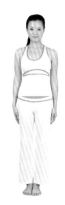

步骤1： 站立，双脚并拢，双臂自然垂于体侧，掌心向内，腰背挺直，目视前方。

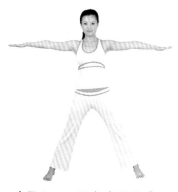

步骤2： 双腿左右尽量分开，脚尖向前，略朝外展。吸气，双臂侧平举，与肩膀成一条直线，膝部绷直。

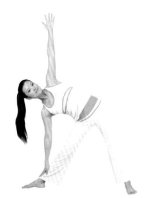

步骤3： 呼气，双臂带动身体向右侧弯腰至极限，右手触碰右脚脚踝，脚尖右转，目视前方，整个身体保持在一个平面上。

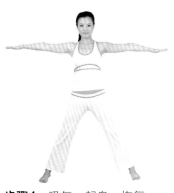

步骤4： 吸气，起身，恢复双臂侧平举姿势，换另一边练习。

练习要诀

在练习的过程中，可以借助双手肘的力量推起上身，以保持胸腔的向上扩张，减轻头部着力点所承受的压力。

9.卧英雄式：
消除副乳

练习卧英雄式时，身体向后躺在地面上，同时双臂在头顶上方交叉抱肘。这个体式可以拉伸胸部两侧的肌肉，伸展腹部器官和骨盆区域。腿部疼痛的人保持此式 10~15 分钟，可以有效地缓解疼痛。身心疲惫、压力大的人非常适合练习此式。

建议练习时间：任何时候

难度指数：★★★

呼吸方式：腹式呼吸

练习次数：2次

功效：
双臂头顶方向抱肘伸展的动作，能十分有效地拉伸腋下及胸部两侧的肌肉。

功效：
腋下的肌肉会有轻微的灼热感，对消除非先天性乳房组织异位所引起的副乳极有帮助。

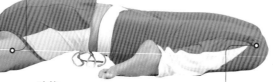

功效：
灵活膝关节，加强双腿肌肉群力量，放松腿部，消除腿痛，美化双腿线条。

请跟我一起练

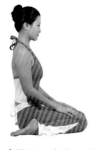 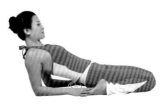 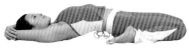

步骤1： 跪坐，吸气，臀部坐在两脚之间的地上，手臂自然放于大腿上。

步骤2： 呼气，身体向后，双臂手肘弯曲，与地面保持垂直。

步骤3： 逐步将后脑勺、背部放在地面上。双臂伸展过头，弯曲双肘，小臂于头顶上方交叠。自然呼吸，保持姿势数秒钟后，上身缓缓抬离地面，身体还原。

练习要诀

躺下伸展时，背部和大腿会承受一定程度的拉力，新妈妈应视个人情况伸展，不要勉强。

10.鸟王式：

塑造美丽"蝴蝶骨" ◢

　　鸟王式完成后，形似一只霸气的鹰。这个体式不仅能够增强两肩的弹性、消除肩膀僵硬，而且有很好的美背效果。

建议练习时间： 上午9点或下午3点

难度指数： ★★

呼吸方式： 腹式呼吸

练习次数： 2次

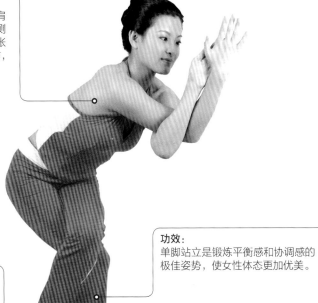

功效：
双臂反复环绕时，可以加强肩部的灵活性，使位于后背两侧呈对称分布的两块肩胛骨一张一合，充分燃烧上背部的脂肪，让"蝴蝶骨"日益明显。

功效：
单脚站立是锻炼平衡感和协调感的极佳姿势，使女性体态更加优美。

功效：
增强脚踝力量，缓解腿部抽筋以及消除疼痛。

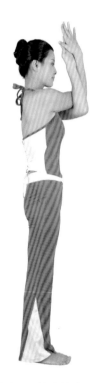 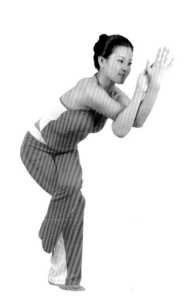 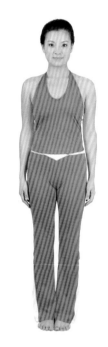

步骤1：基本站姿，左臂下右臂上，双臂相绕，双掌相对。

步骤2：弯曲双腿，左小腿跨过右膝，左脚脚背钩住右腿小腿肚，吸气，目视前方。呼气，屈右膝，上身向前倾，腹部贴大腿。目视前方，保持这个动作3次呼吸。

步骤3：放松，身体还原至初始姿势，换另一条腿进行练习。

练习要诀

双臂环绕的动作一定要交替进行，以保证双臂和双肩的均衡伸展。如果您的膝关节僵硬，用脚背钩住小腿有困难的话，可将腿跨过另一条腿并将脚尖点地即可。平衡能力不佳者，也可以坐在椅子上练习以维持身体的平衡。

11.风吹树式：
紧致腰腹线条

在练习风吹树式时，身体犹如树般来回摆动。在练习时意识应集中感受背部和腰侧肌肉的拉伸和力度。这个体式可以很好地伸展脊椎，舒缓脊椎紧张，还能扩张胸部，放松肩关节；培养身心的平衡感，矫正体态不良，提升气质。新妈妈多练习风吹树式，可以远离产后腰痛。

建议练习时间： 早上7点或晚上7点

难度指数： ★

呼吸方式： 腹式呼吸

练习次数： 2次

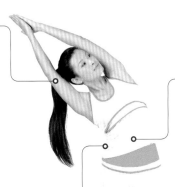

功效：
双臂带动上半身下弯的过程中得到最大程度地紧绷，能美化手臂曲线。

功效：
通过上半身的伸展和弯曲，能锻炼腰部肌群、促进肠胃蠕动、加强消化和吸收功能，有效改善便秘等。

功效：
侧弯腰的动作能充分地拉伸腹外斜肌，缓解产后腰痛，歼灭侧腰赘肉，紧致腰身线条。

功效：
锻炼双腿肌肉，强化脚踝。

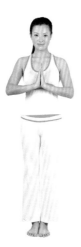

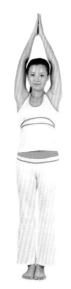

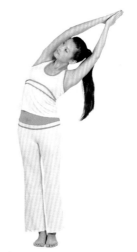

步骤1：站姿，双腿伸直并拢，双手于胸前合十，腰背挺直，目视前方。

步骤2：吸气，保持双手合十，双臂伸直，高举过头顶，大臂尽量拉到耳朵后侧。

步骤3：呼气，向左侧弯腰，保持2～3次呼吸，充分感受右侧腰肌拉伸紧绷的感觉。

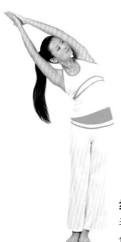

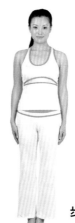

步骤4：吸气，双臂带动上半身回正后，换另一侧重复练习。

步骤5：呼气，身体还原至基本站姿。

练习要诀

在练习时，意识应集中感受背部和腰侧肌肉的拉伸和力度。

12.三角伸展式：

消除腰部赘肉

三角伸展式使身体和双腿形成三角形，不仅能让身体更加灵活，还是能帮助修复脊柱和身体骨骼的动作。侧腰的动作能够拉伸肌肉，消除赘肉。

建议练习时间：上午8点、下午2点或晚上7点

难度指数：★★

呼吸方式：腹式呼吸

练习次数：2次

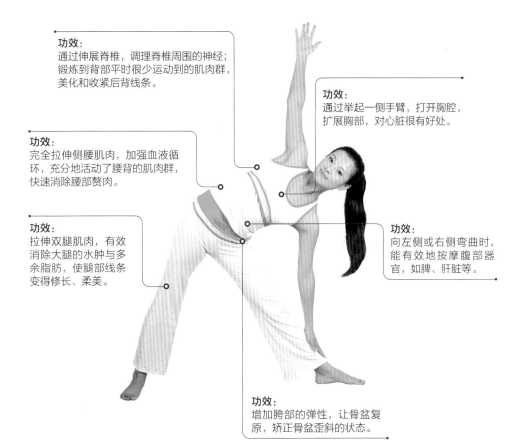

功效：
通过伸展脊椎，调理脊椎周围的神经；锻炼到背部平时很少运动到的肌肉群，美化和收紧后背线条。

功效：
通过举起一侧手臂，打开胸腔，扩展胸部，对心脏很有好处。

功效：
完全拉伸侧腰肌肉，加强血液循环，充分地活动了腰背的肌肉群，快速消除腰部赘肉。

功效：
拉伸双腿肌肉，有效消除大腿的水肿与多余脂肪，使腿部线条变得修长、柔美。

功效：
向左侧或右侧弯曲时，能有效地按摩腹部器官，如脾、肝脏等。

功效：
增加胯部的弹性，让骨盆复原，矫正骨盆歪斜的状态。

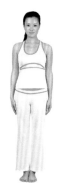 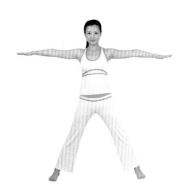 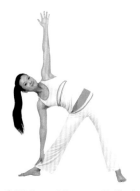

步骤1： 站立，双脚并拢，双臂自然垂于体侧，掌心向内，腰背挺直，目视前方。

步骤2： 双腿左右尽量分开，脚尖向前，略朝外展。吸气，双臂侧平举，与肩膀成一条直线，膝部绷直。

步骤3： 呼气，双臂带动身体向右侧弯腰至极限，右手触碰右脚脚踝，脚尖右转，目视前方，整个身体保持在一个平面上。

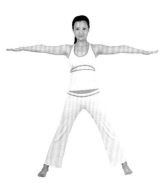 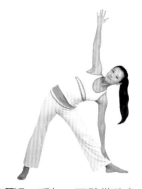 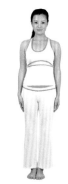

步骤4： 吸气，起身，恢复双臂侧平举姿势，换另一边练习。

步骤5： 呼气，双臂带动身体向左侧弯腰至极限，左手触碰左脚脚踝，脚尖左转，目视前方，整个身体保持在一个平面上。

步骤6： 呼气，收拢双腿，双臂自然下垂，身体还原至初始姿势。

练习要诀

身体向某侧弯曲时，要保持整个身体在同一平面上，双臂始终垂直于地面，均匀地呼吸，感受侧腰部的伸展。完成最后动作时，保持3次呼吸，再换另一侧练习。

13.眼镜蛇扭转式：
增强腰部力量

眼镜蛇扭转式需要身体从躯干向上抬起，然后分别向左右两边扭转，如同一条正准备进攻而极有警惕性的毒蛇。练习这个体式，可使脊椎得到增强、胸部得到扩展、腰部得到拉伸。

建议练习时间：上午8点、下午3点或晚上9点

难度指数：★★

呼吸方式：腹式呼吸

练习次数：6次

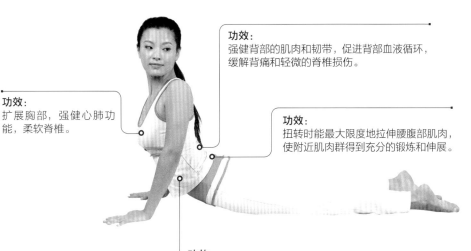

功效：
强健背部的肌肉和韧带，促进背部血液循环，缓解背痛和轻微的脊椎损伤。

功效：
扩展胸部，强健心肺功能，柔软脊椎。

功效：
扭转时能最大限度地拉伸腰腹部肌肉，使附近肌肉群得到充分的锻炼和伸展。

功效：
身体还原时，血液涌向双肾，能加强肾脏和生殖器官功能。

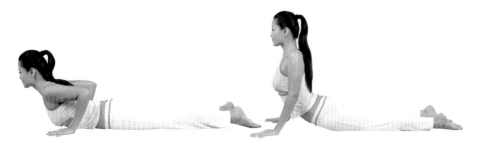

步骤1： 俯卧，双腿打开，双手手掌放在胸膛两侧的地面上，双臂弯曲，上臂与地面保持平行，头部向上微微抬起。

步骤2： 吸气，用双臂的力量撑起上半身，腰背挺直，目视前方。

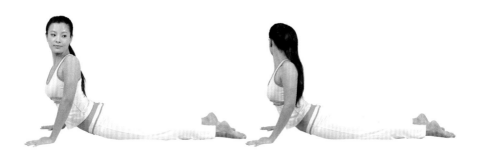

步骤3： 呼气时头和上半身向左后方扭转，眼睛看向脚后跟，手臂不要弯曲。

步骤4： 吸气，身体回到正中位置；呼气，换另一边练习。接着，身体还原至初始姿势。

练习要诀

无论头部转向哪个方向，上半身也要向那个方向略略转动。在做动作的过程中，手臂要尽量保持伸直。

14.磨豆功：
歼灭腹部赘肉

在古印度，妇女在研磨豆子时，仿佛是在进行某种冥想的仪式，身体非常专注地保持某些特定的姿势，为的就是增强体能，并借着手的劳作，将心意集中。磨豆功由此而来。

建议练习时间：上午9点、下午2点或晚上7点
难度指数：★★
呼吸方式：腹式呼吸
练习次数：2次

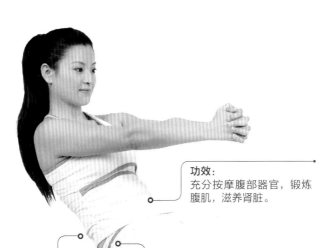

功效：
充分按摩腹部器官，锻炼腹肌，滋养肾脏。

功效：
强健下背部和大腿的肌肉线条。

功效：
活动髋部和腿后肌腱，帮助更快速地塑造出流畅的腰、腹部曲线。

请跟我一起练

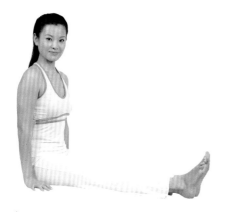

步骤1： 吸气，长坐，双腿伸直并拢。

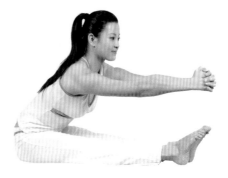

步骤2： 双手握拳，双臂前伸且平行于地面。呼气，在保持双臂平行于地面的情况下，上半身尽量向前倾。

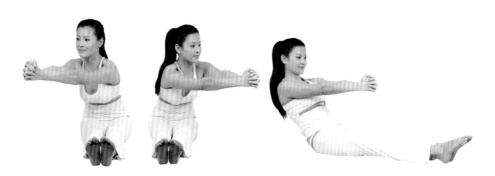

步骤3： 吸气，双臂带动躯干向右移动，身体随之向右倾。

步骤4： 双臂带动身体绕圈，直至身体还原正中位置，保持双臂与地面平行，然后呼气，身体向左倾。

步骤5： 吸气，双臂带动躯干向后绕圈，身体随之向后倾。重复绕圈3～5圈后，双臂带动身体回正中，腰背挺直，呼气，身体还原至基本坐姿。

练习要诀

在练习的过程中，始终保持两侧坐骨重心的平均下沉，让脊柱更好地前后左右转动，以便更好地锻炼到腰腹部正面和侧面的肌肉群。

15.船式:

紧致腹部线条

船式因完成后的动作如同一条船而得名。它是一个强化神经系统的姿势，也是培养腹部核心力量最好的姿势之一。在练习这个体式时，身体要稳定地挺直、提腿和维持"V"字形姿势，这要求有足够的腰部和腹部力量，是对身体平衡力的挑战。

建议练习时间：早上7点或上午10点

难度指数：★★★

呼吸方式：腹式呼吸

练习次数：2次

功效：
强化手臂力量，消除双臂赘肉，美化双臂线条。

功效：
刺激双侧肺部，增强肺活量。

功效：
有效地加强腰腹部的肌肉力量，按摩腹部器官，紧实腰腹肌肉，消除腹部肥胖。

功效：
锻炼双膝、大腿和背部的肌肉群，收紧臀部。

功效：
活动后腰和骨盆关节，给骨盆输送健康的血液。

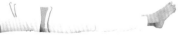 **请跟我一起练**

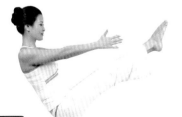

步骤1： 仰卧，双腿并拢伸直，双臂放在身体两侧，掌心向上。

步骤2： 吸气，用腹肌的力量带动头部、上身、双臂同时抬起，双臂侧平举，掌心相对。双腿伸直，并拢上提，与地面成45°。保持数秒钟。接着呼气，还原至初始姿势。

练习要诀

在练习的过程中，腰部挺直，注意维持平衡，眼睛固定于某一点。如果无法蹬直双腿，可以用瑜伽绳或瑜伽带套在小腿上，然后蹬直双腿，双手紧握瑜伽绳或瑜伽带保持平衡。

16.腹部紧缩式：
淡化妊娠纹 ◢

腹部紧缩式是一个拉伸强度较大的动作，平躺，钩起脚尖，依靠腹部的力量抬起头部。经常练习有助于消除腹部妊娠纹、去除腹部堆积的脂肪，同时有助于消除背部肌肉紧张。

建议练习时间：早上7点或睡前
难度指数：★
呼吸方式：腹式呼吸
练习次数：2次

功效：
强化肩关节。
缓解颈部疼痛。

功效：
强健背部，消除背部肌肉紧张。

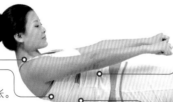

功效：
增强腹部肌肉的力量，消除腹部的赘肉，有效淡化和消除妊娠纹。

功效：
拉伸脊柱。

✕ **请跟我一起练**

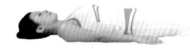

步骤1： 仰卧，双手自然放于体侧，掌心贴地。

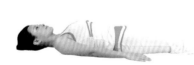

步骤2： 双腿并拢伸直，吸气，脚尖勾起，脚跟紧贴地面。

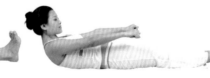

步骤3： 呼气，头部向上抬起，双手握拳，肩膀离地，脚尖回正。下背部和双腿紧贴地面，注意不要屏气。进行6次呼吸，然后回复至原始姿势。

练习要诀

在练习过程中，双腿和双脚应并拢。

17.坐角扭转式：
美化臀形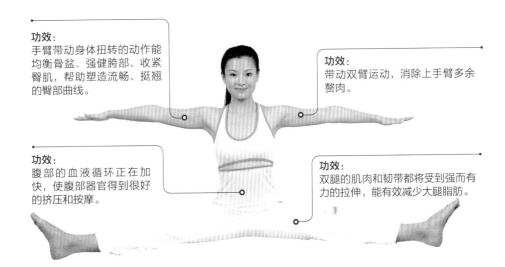

开始练习坐角扭转式时会感觉比较困难，保持不了多长时间，这是很正常的。在练习的过程中，要把注意力放在呼吸上，呼气时自腰部开始旋转，这样就可以较容易地完成动作。

建议练习时间：上午10点或下午3点

难度指数：★★★★

呼吸方式：腹式呼吸

练习次数：2次

功效：
手臂带动身体扭转的动作能均衡骨盆、强健胯部、收紧臀肌，帮助塑造流畅、挺翘的臀部曲线。

功效：
带动双臂运动，消除上手臂多余赘肉。

功效：
腹部的血液循环正在加快，使腹部器官得到很好的挤压和按摩。

功效：
双腿的肌肉和韧带都将受到强而有力的拉伸，能有效减少大腿脂肪。

请跟我一起练

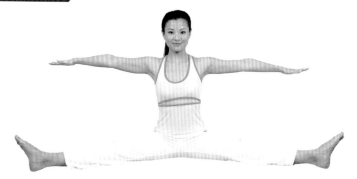

步骤1： 坐在地上，两腿伸直且大大分开，腰背挺直，吸气，两臂打开平举且与地面平行。

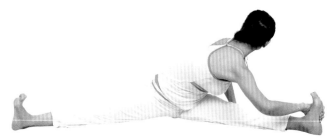

步骤2： 呼气，将上身转向左方，右手握住左脚脚背，左臂放在另一侧。同时，胸部尽量贴近大腿，将头部转向左后方，双眼目视左后方。

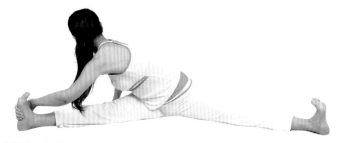

步骤3： 保持一段时间，身体还原正中位置，双手轻搭在膝盖上。休息片刻，换另一边练习。

练习要诀

拉伸脊椎，膝盖下压。转动和延伸的动作一定要由腰和髋带领。如双腿分开成一条直线较为困难，那么根据身体条件分到最大极限就可以。

18.全蝗虫式:

塑造臀部线条 ◢◢

　　全蝗虫式是锻炼腰部和臀部的体式。在练习时,将意识集中在臀部,可帮助臀部收紧,细心感受腿部的伸展。

建议练习时间: 上午8点、下午2点或晚上7点

难度指数: ★★

呼吸方式: 腹式呼吸

练习次数: 2次

功效:
身体上下绷紧时拉伸了整片背肌肌肉群,活动脊柱的各个关节,强化了后背线条。

功效:
充分锻炼臀大肌,能打造出结实的臀部肌肉,有效提高臀围线、防止臀部下垂,并能缓解轻微的坐骨神经痛。

功效:
有效地锻炼腰腹肌肉群,释放多余的热量,有助于美化腰腹部线条。

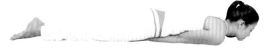

请跟我一起练

步骤1: 俯卧,下巴点地,双臂放于身体两侧,双手置于小腹下,掌心贴小腹。

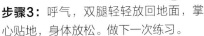

步骤3: 呼气,双腿轻轻放回地面,掌心贴地,身体放松。做下一次练习。

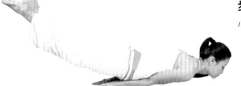

步骤2: 吸气,臀部夹紧,双腿并拢且尽可能地抬高,保持数秒钟。

19.仰卧扭转式：
美化腿部线条

由于脊柱可以在一定的范围内向不同的方向扭曲，因此仰卧扭转式能矫正脊椎、髋部、肩部的不平和扭曲，并能提高身体的柔韧度，还能有效地美化腿部线条，使双腿匀称、修长。

建议练习时间：早上7点或下午2点
难度指数：★★★
呼吸方式：腹式呼吸
练习次数：3次

功效：
锻炼腰腹部的肌肉，消除腰部、腹部的脂肪。

功效：
按摩腹部器官，增强其功能，促进消化。

功效：
收紧臀部，美化臀形。

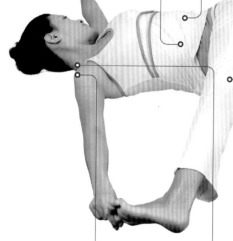

功效：
拉伸腿部肌肉，纠正长短腿，使腿部整体线条变得柔美、紧致。

功效：
缓解背部紧张与不适，锻炼背部的肌肉群，美化后背曲线。

功效：
很好地运动到了脊椎，可以矫正脊椎。

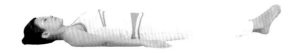
请跟我一起练

步骤1：仰卧，双腿伸直并拢，双臂于身体两侧自然贴地。

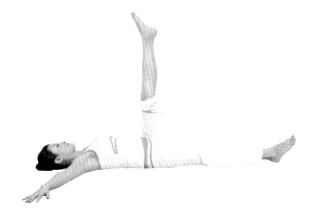

步骤2：吸气，双臂打开与肩平，且与双肩成一条直线，掌心贴地。抬高左腿与地面垂直。

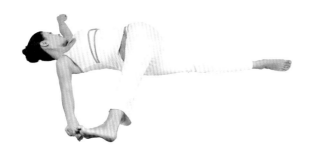

步骤3：呼气，左腿向右侧压，右手抓住左脚脚趾。头转向左侧，双肩不要离开地面。保持数秒钟。

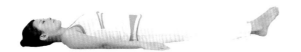

步骤4：吸气，身体回复至初始姿势。然后换另一条腿继续练习。

练习要诀

在练习过程中，双腿绷直，膝盖不要弯曲，双肩不要离开地面，背部不要弓起。

20.马面式：

击退臃肿膝盖

完成后整个身体形似马脸而得名。一开始练习时，保持平衡有点难度，膝部会感觉疼痛。随着练习次数的增加疼痛会逐渐消失。

建议练习时间：上午10点或下午3点

难度指数：★★★

呼吸方式：腹式呼吸

练习次数：2次

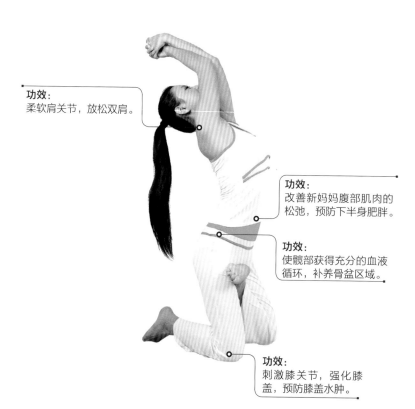

功效：
柔软肩关节，放松双肩。

功效：
改善新妈妈腹部肌肉的松弛，预防下半身肥胖。

功效：
使髋部获得充分的血液循环，补养骨盆区域。

功效：
刺激膝关节，强化膝盖，预防膝盖水肿。

请跟我一起练

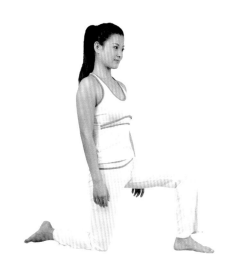

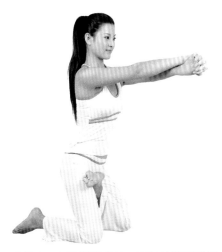

步骤1： 左腿屈膝，右膝跪立，保持腰背挺直，稳住重心。

步骤2： 左膝缓慢着地，同时拉起左脚板置于右大腿处，双手交叉握拳。

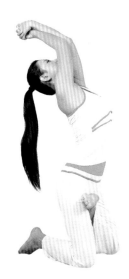

步骤3： 吸气，上身向后仰，手肘弯曲或者伸直，深呼吸，保持数秒钟。呼气，还原，然后反方向继续练习。

练习要诀

脚尖伸直与勾回的力量是重点，要一直反复练习到小腿有酸痛感才会有效果。腰部、背部紧贴地，双腿交叉的幅度适中为好，不能过大。

21.勾脚运动：
最美的足下风情

勾脚运动可以随时在家练习，仰卧在床上或者地面上都可以做这个简单而有效的运动。剖宫产妈妈也可以练习此式。

建议练习时间：上午9点、下午4点或晚上9点
难度指数：★
呼吸方式：腹式呼吸
练习次数：2次

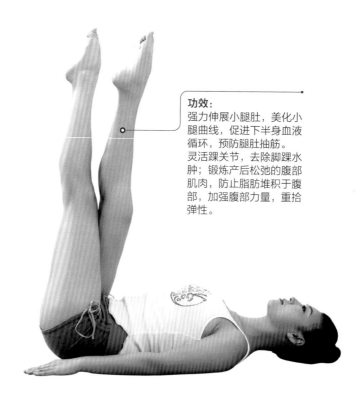

功效：
强力伸展小腿肚，美化小腿曲线，促进下半身血液循环，预防腿肚抽筋。灵活踝关节，去除脚踝水肿；锻炼产后松弛的腹部肌肉，防止脂肪堆积于腹部，加强腹部力量，重拾弹性。

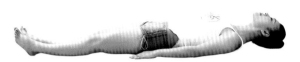

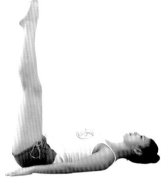

步骤1：平躺，双手自然放于身体两侧，掌心贴地。身体放松做深呼吸。

步骤2：吸气，手掌贴地，双腿并拢伸直慢慢抬起，直至抬高与身体成90°，膝盖保持挺直，绷脚背，停留2~3个深呼吸。

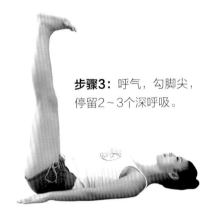

步骤3：呼气，勾脚尖，停留2~3个深呼吸。

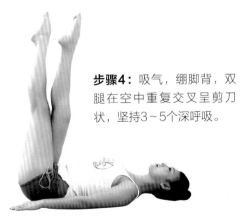

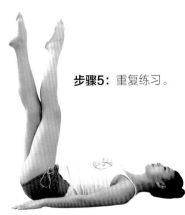

步骤4：吸气，绷脚背，双腿在空中重复交叉呈剪刀状，坚持3~5个深呼吸。

步骤5：重复练习。

练习要诀

脚尖伸直与勾回的力量是重点，要一直反复练习到小腿有酸痛感才会有效果。腰部、背部紧贴地，双腿交叉的幅度适中为好，不能过大。

第四节 本周月子生活小细节

1.轻松应对产后刀口痒

❶ 不要过早地揭刀口的痂，过早硬性揭痂会把尚停留在修复阶段的表皮细胞带走，甚至撕脱真皮组织，并刺激伤口出现刺痒。

❷ 如果刀口很痒，产后妈妈可以涂抹一些外用药来止痒。

❸ 要避免阳光照射，防止紫外线刺激，形成色素沉着。

❹ 要注意饮食，多吃水果、鸡蛋、瘦肉等富含维生素C、维生素E以及必需氨基酸的食物。这些食物能够促进血液循环，改善表皮代谢功能。切忌吃辣椒、葱蒜等刺激性食物。

❺ 要保持瘢痕处的清洁卫生，及时擦去汗液，不要用手搔抓，也不要用衣服摩擦或用水烫洗的方法止痒，以免加剧局部刺激，加重炎性反应，引起进一步瘙痒。

2.剖宫产后预防瘢痕的小技巧

剖宫产手术虽然可以免除分娩的疼痛，不过，术后的瘢痕若处理不好，会成为新妈妈永久的烦恼。因此，如果你是剖宫产，不妨了解以下减少瘢痕的窍门吧！

良好的手术是预防瘢痕的第一要素。现在的剖宫产手术大多由过去的纵切改为了横切。由于横切口平行于皮肤，使用张力松弛线，所以伤口处张力很小，且愈合后不用拆线，瘢痕的发生率也就大大降低了。准妈妈在术前可与医生进行充分的沟通，诉说自己对瘢痕的顾虑，请求医生帮助和指导，使医生了解你的需求，达成默契。

保持伤口的清洁，积极预防感染。术前彻底清洗全身，预防性地应用抗生素；术后勤换药，保持伤口和周围环境清洁干爽，但不要自行换药，以免将异物遗留在伤口处，造成感染、血肿，使创面延期愈合；手术后勤换衣裤、被褥，尤其应注意天天更换清洁的内裤。

保证充分均衡的营养。新妈妈在产前或产后都要加强营养，多食瘦肉、鱼、蛋、奶以及新鲜的水果和蔬菜，以补充蛋白质、维生素和锌、铁、钙等微量元素，丰富均衡的营养能有效地促进伤口愈合。

伤口愈合后局部加压可预防瘢痕。拆线后立即用硅胶弹力绷带或弹力网套等敷料加压包扎，可有效地预防瘢痕的产生。这是因为通过持续加压可造成瘢痕局部缺氧，从而抑制瘢痕生长。

避免剧烈活动，减少局部刺激。拆线前后应该避免剧烈活动，避免身体过度伸展或侧屈；休息时，最好采取侧卧微屈体位，以减少腹壁张力。此外，还要避免摩擦和长时间日光照射伤口等慢性刺激。

积极治疗慢性疾病。营养不良、贫血、糖尿病等症不但不利于伤口愈合，还会促使瘢痕产生，所以要积极治疗这类慢性病。

适当采用蜡疗、磁疗、超短波等方法。蜡疗、磁疗、超短波等对瘢痕会有一定的预防作用。

3. 产后体检不可免

很多女性都对产前检查十分重视，而常常忽视产后的检查，认为宝宝已经顺利出生，哪还需要什么检查，慢慢养着就行了。其实，产后检查是非常重要的，对妊娠期间有严重并发症者尤为重要。通过产后检查，能及时发现新妈妈产后恢复得是否良好，是否患上了某种疾病，此外还能避免患病妈妈对宝宝的健康造成影响。因此，新妈妈们切不可掉以轻心，即使分娩的过程很顺利，仍有可能会出现一些后遗症，故产后检查必不可少。

产后检查一般应安排在产后 42~56 天内进行，产后检查的项目包括以下几点：

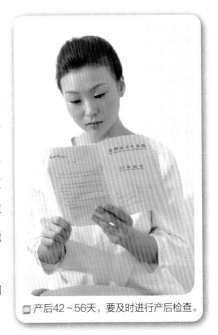

□ 产后42～56天，要及时进行产后检查。

总体健康检查。 漫长的孕期和分娩可能会对新妈妈身体的每一个部分功能都产生不同的影响，所以整体的健康检查十分必要。其与常规体检一样，包括体重、血液测量、心跳和胸腔检查的项目。经过这些检查，医生就可以根据新妈妈的情况提供营养补充方案和产后的护理建议。

恶露的评估。 恶露从分娩日开始算起，绝大多数会在产后 6 周完全消失。若 6 周后仍有恶露出现，可咨询医生，并根据具体情况作一个完整的评估。

会阴伤口愈合情况。 如果新妈妈分娩时进行了外阴切开术或者因为用力过度出现撕裂的话，就要在一定的期限内检查伤口的愈合情况。大部分的伤口问题会在分娩后 10 天内出现。如果新妈妈发现自己的伤口有红肿、疼痛或有不正常的液体流出，要立刻咨询医生。

剖宫产伤口的检视。 剖宫产是一个手术，对人体必然有大的损伤，因此剖宫产的新妈妈需更加留意自身的产后恢复，注意伤口有无疼痛和红肿。不妨到医院让医生检视一下伤口，以确定伤口的复原情况。

子宫、卵巢和宫颈检查。 刚分娩完的新妈妈子宫的重量大概是 1 千克，1 周后剩下 500 克，再过 1 周只剩 300 克，3 周后大概恢复到 100 克。子宫的正常重量大概只有几十克而已，到了产后第 6 周，子宫就会恢复到原来的大小。所以，医生在为新妈妈做产后检查时，通常会评估子宫是否已恢复原来正常的大小、卵巢及子宫内部是否生有异常的组织等。

阴道变化检查。 阴道恢复的速度因人而异。新妈妈的阴道如果有松弛的现象，建议做些增加阴道紧实的产后运动，如平躺在床，抬头、抬身体、抬脚及抬腿等。

乳房检查。 女性的乳房在怀孕期间和分娩之后都会经历巨大的变化，所以有必要做一下全面的检查，以确保乳房是健康的。如果新妈妈平时有任何不适，都要及时地告诉医生，以便进行综合的诊断。

怀孕并发症的追踪。 关于产后新妈妈怀孕并发症的追踪，会因并发症的不同而有所区别。一般来说，医生会对新妈妈的高血压、糖尿病、血液疾病、产后感染等病情做追踪检查。

心理健康检查。产后新妈妈的心理健康和生理健康同样重要，很多新妈妈在产后或多或少会有一些心理问题，要早发现、早治疗，以免造成产后抑郁症。千万不要小看抑郁症，这种心理疾病很容易引发自杀等严重的后果。如果新妈妈自己或家人发现新妈妈有任何异常，应该尽早咨询相关的专业人士，并作出相应的解决方法。

4. 不要过早恢复性生活

月子期是新妈妈身体各个器官恢复的黄金时期，尤其是生殖器官可以恢复到妊娠前的状态。

在正常情况下，子宫一般要到产后4~6周才能恢复到接近妊娠前的大小，子宫腔内胎盘附着部位的子宫内膜也需要4~6周恢复。

若是恶露尚未干净，表明子宫还没有复原，假如这时开始性生活，就会把男性生殖器和新妈妈会阴部的细菌带入

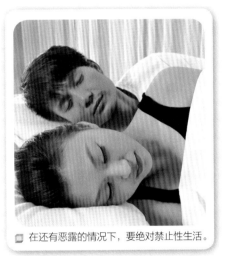

在还有恶露的情况下，要绝对禁止性生活。

阴道，引起子宫或子宫附近组织的炎症，有时还可能引起腹膜炎或败血症，严重影响新妈妈的身体健康，甚至危及生命。

如果新妈妈的会阴或阴道有裂伤，过早开始性生活，还会引起剧烈的疼痛或伤口感染，影响伤口的愈合。同时，性生活的机械刺激会使未完全恢复的盆腔脏器充血，降低对疾病的抵抗力，会引起严重的产褥感染，阴道也很容易受伤，甚至引起致命的产后大出血。

处于月子期的新妈妈必须经过仔细的产后检查，确认已恢复健康后，方能开始性生活。产后康复顺利者，月子期过后就可以恢复性生活。要特别注意的是，在还有恶露的情况下，要绝对禁止性生活。

5. 选择适合自己的避孕方式

一旦恢复性生活就应该坚持避孕。避孕是爱惜自己身体的一种方式，避孕方式有很多种。新妈妈在选择避孕的同时，应该了解不同避孕工具的避孕原理和避孕方法，选择适合自己的最佳避孕手段，避免意外怀孕。

产后不久意外怀孕是对身体的极大摧残

很多新妈妈由于不懂得避孕或采取了不正确的避孕方法，导致在生下宝宝几个月后又再次怀孕，最后只能到医院做流产。由于产后女性的生殖器官尚未恢复正常，子宫很软，一旦意外怀孕就不得不进行人工流产，而流产很容易发生损伤，如子宫穿孔、肠管破裂、大出血等，有时还会发生并发症甚至危及生命。

剖宫产的新妈妈子宫有伤口，如果进行人工流产术，容易发生胚胎漏吸或子宫穿孔，会给新妈妈造成不可弥补的伤害，所以剖宫产的新妈妈更应注意避孕。

选择合适的避孕方法

产后母乳喂养的新妈妈应主要采用工具避孕，也可以采取放置宫内节育器等长效的避孕方法。但需要提醒的是，哺乳妈妈要避免采用口服避孕药的方法避孕。

市面上常见的避孕药属于复方避孕药，它是由雌激素和孕激素复合而成，通过抑制排卵，改变子宫内膜环境来控制生育的方法。口服避孕药会重新调节体内激素水平，影响泌乳，对宝宝不利，所以不提倡口服避孕药避孕。

复方避孕药对新妈妈的影响：新妈妈在生产之后乳腺开始活跃，在泌乳素的刺激下，乳汁开始分泌，而泌乳素与雌激素是此消彼长的关系。当新妈妈口服了复方避孕药之后，会促使体内的雌激素水平增加，甚至引起新妈妈内分泌失调，产生乳汁分泌过少或者不分泌乳汁的情况，不利于宝宝的喂养。

避孕药对宝宝的影响：虽然避孕药是入了妈妈的口中，被妈妈的身体所吸收，但是避孕药的激素成分会随着乳汁进入到宝宝体内，宝宝吮吸了妈妈分泌的母乳，会对宝宝脆弱的肝脏和肾脏有一定的危害，如导致生殖系统和神经系统发育异常。

非母乳喂养者可选用避孕药物，但应在医生指导下应用。

至爱母婴书系

读者售后服务专区

请耐心阅读，将会有超值惊喜等着您！

惊喜一 随书附送《漂亮妈妈瑜伽》正版视频手机版

为进一步满足孕妈妈们的需求，由本社联手专业的影视
团队，为读者们奉献珍贵的视频教程，让您通过观摩视
频，学到中国著名瑜伽导师的**《漂亮妈妈瑜伽》**。

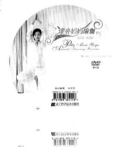

惊喜二 读者尊享千元VIP卡，尊享孕产专业服务如下：

1.微订阅：每天得到《优孕280》《优育365》的科
学孕婴信息。

2.专业咨询：无限次使用优孕问题或新手妈妈问题
"在线专家咨询，24小时内回复"服务。

3.专享免费服务：YY家政服务、产检分娩方案辅导、
坐月子方式辅导、母乳喂养、奶粉选择、早教中心选
择等。

4.额外的现金券及奖品。

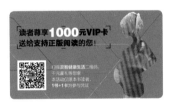

● **获取步骤：**

赶紧扫一扫，我们的小编会将视频和千元VIP卡推送给您，等着您
的到来！

本书专属售后服务平台